JN075865

目　　次

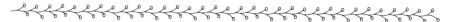

序　説　「死」からはじまる

1　「死」と生きる意味
—— 限りある時間にこそ「今の意味」が立ち上がる ——

（1）死ねない妖怪——「早く人間になりたい」と叫ぶ——

　「妖怪人間ベム」（原作：足立昭）は，ベム，ベラ，ベロの 3 人の妖怪（ここで
は人と同じこころをもつ実存として扱い「3 人」と表現する）が主人公である．3 人は
本来は恐ろしい妖怪の姿なのだが，普段は，ベムは成人男性，ベラは成人女性，
ベロは 6 歳の少年のような風貌をしている．3 人は人間の役に立つ行為をして
いればいつかは人間になれると信じている．死ぬことができない妖怪は「早く
人間になりたい」と，死の運命にある人間になりたがる．実写版でのあるスト
ーリーは，生きる希望を失くし，死にたがる男性とともに展開する物語で，生
きることの意味，死ぬことの意味を考える契機を我々に与え，死生にかかわる
重要な提言をしている．

　自殺しようとした男性に「おれたちは死ぬこともできず，ただ生きている」
とベムが言う．また，死ぬことができない妖怪たちの会話に次のようなものが
ある．「ねえ，おいらたちも人間になったらいつか必ず死んじゃうんだよね，
それでも人間になりたいって思う？」とベロがベムに聞く．ベムは「ああ，や
っぱり，おれは，人間になりたい」．ベラも「そうだね」．「そっか，実はおい
らも」とベロが満面の笑みを浮かべる．

　この物語には，「死」と生きる意味についての問いかけがある．いつか死ぬ
運命の人間は健康で幸せなときは「死にたくない」と思う．死ぬことができな
い妖怪は「死の運命にあっても，人間になりたい」と願う．ここに「死ぬから

こそ，生きる意味がある，死なないなら，生きる意味はないのではないか」という問いが浮上してくる．

　もし，永遠に生きるならば，「今，ここ」には，もはや意味がなくなる．いつか終わりがくるから，「今」の意味が立ち上がってくる．たとえば，資格をとるための受験勉強など，永遠に生きるのであれば，「今」やらなくてもいい．死なないなら医学や科学は求められないし，発展や努力は不要である．つまり，死なないのであれば，「限られた時間をどう生きるか」「やり残したことがあるのか，それが何なのか」と問う必要もない．死は，限られた生の時間に意味を与える契機なのである．永遠のいのちをもつ妖怪よりも限りあるいのちを生きる人間を選びたい妖怪の思いにこそ，生の意味深さが読み取れる．

　マルチン・ハイデガー（Martin Heidegger 1927）は，人間に常につきまとう不安は，究極的には死の不安であるという．ハイデガーは，死への存在であることを知りつつ生きることが本来的在り方であり，死への存在であることを覆い隠して日常的な世人に融けこんで生きる在り方を頹落と呼んだ．また，現存在（「人間」と理解してよい）は，死に関わる存在であるが，その本来的な在り方は死の可能性のうちへと先駆することを決意することが肝要であり，死の可能性は没交渉的で追い越しえないという．

　現存在は自らの在り方に気づかい（zorge/care）ながら頹落しているのであるが，死への先駆によって現存在は有限な可能性のなかを生きる．自らの死に関わりつつ今を生きることが，自らの生を照らし出すことに他ならないと解することができるだろう．

　限りある時間を精一杯生きようとする我々は，生きる意味をなんとなく感じているのかもしれない．しかし，そこに疑問が残る．そもそも生きる意味って何なのか．

（2）生きる意味を誰も知らない──間（あわい）を生きる──
誰かとつながっている

　「妖怪人間ベム」の上記の物語で，「どれもうまくいかなかったけど，失敗したって良かったんだ．それでも十分意味があるんだね．何もなしとげられなくても，生きているだけで，少なからず，誰かとつながっているんだ．だから人

は生きているということだけで，十分なのかもしれないね.」という男性の言葉がある.「生きる意味」の明確な答えなどない.しかし，誰かとつながっている，ただそれだけで，生きられるとしたら，誰かとつながっていることこそが,「私はここにいる」を証明してくれるものなのである.

生きる意味は，いつも かくれんぼ

「生きる意味」という言葉をしばしば耳にする.「生きる意味を知っている」，あるいは「私が生まれてきた意味はこういうことです」と答えられる人はいるのだろうか.

「生きる意味」は，言葉で説明できるものではなく，ぼんやりと我々の中に潜んでいる.しかし，生命活動の危機的状況に陥ったときや生きる希望を奪われたとき，我々の前に「生きる意味」は，その後ろ姿を現す.元気に日常を生きているときは,「生きる意味」を問うこともない.「生きる意味」を問い質す必要もない事態が日常なのである.ところが，危機的状況に追い込まれ絶望の淵に立たされたとき，つまり「生きる意味」らしきものを失いかけたときに，「生きる意味を問う」という仕方で,「生きる意味」の後ろ姿を追いかける.「生きる意味」を問う瞬間に,「生きる意味」は遠のき，その後ろ姿だけを我々に見せるのである.確かにあるのだが，その真相が見えないのである.

したがって,「生きる意味」は常に匿名的に我々の生を支えているのであり，「生」を支える「生きる意味」は「生きる意味のなさ」を思うことによってその存在が浮かび上がってくる.死や絶望が自己の日常世界に見え隠れしたとき，それまで当たり前にあるものとして馴致していたはずの「生きる意味」を我々は問う.「なぜ，生きているのか，生きる意味がないのでは」という問いの背景で，主体は「生」の隙間から死を遠望している.「生きる意味」は，生きる希望を無くした状態において，我々の前に「見えないが確実にあるもの」として霧中からそっと現れるのである.つまり,「生きる意味」は，日常的な我々の「生」と「存在」を担保するものとして匿名的に存在しており，その存在が僅かに顕在化される場が「絶望」「死」「生きる意味のなさ」なのである.

生きる意味は，かくかくしかじかなこと，と言語に託せるものではなく，ひっそりと匿名的に人の周辺で人を支えているのである.

生きる意味，み〜つけた

　もし，生きる意味がどこかにあるとしたら，それは誰かとの間（あわい）にある．しかも人の存在の意味は，「〜として」という構造の中にしかない．娘として，息子として，母として，父として，看護師として，医師として，介護士として，学生として……自己の生活のあらゆる場でその都度，自己の意味が「〜として」の中に立ち上がってくる．この「〜として」が成立するには必ずそこに「誰か」がいる．親，子ども，患者，利用者，教員など，誰かがいるから「〜として」の自己がいる．

　しかも「〜として」を成立させる他者（人とは限らない）との間（あわい）が，自己の居場所となる．ここでの自己の居場所は，物理的な場所を意味していない．他者との間（あわい）に自己の居場所がある．自己の居場所を確保するために，人は誰かと生きようとする．「誰かといる」という単純な構造の中に自己の存在の意味も自己の居場所もある．

　他者との間（あわい）は，人だけではなく，好きなもの，自然，動物，物や事の間でも成立する．故人との間性も含まれる．亡くなった大切な人の身体はここにないが，その人との間（あわい）は消滅しない．故人との間（あわい）も自己の居場所となり，自己の生きる意味を支える．

　人は人の間（あわい）を生き，そこに自己の存在の意味，居場所を探す．そしてついに「生きる意味」がその輪郭だけを示してぼんやりと立ち上がってくる．しかし，人との間（あわい）こそ，苦しみが生じる場であることも確かであり，それを踏まえて第Ⅳ部の援助的コミュニケーション論を展開する．

間（あわい）とは

　筆者独自の間（あわい）の定義を提示する．まず人と人の関係性とこころの距離（物理的距離ではない）に注目して説明しよう．人の個人性（特性，欲望など）はその人の中心では炎のように燃え，色合いに例えれば濃い色調をなすが，中心部から外に向かっていくにしたがって段階的に放射状に熱が下がり，個人性の色合いが薄まっていく．個人性が淡くなっていく，即ちグラデーションになって他者への影響として拡散している．

　他者も同じような構造をもっているとすると，2者間の個人性の熱は冷めな

がら，色合いを薄めながら広がり，ある点で淡く交流する．他者同士が適度な距離を置いた地点では，互いの個人性の熱はときには心地よい温かさとなり，色合いは薄まり，ゆるやかな淡い交わりとなる．

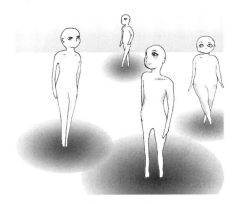

間（あわい）

イラスト：村田智子

　一方，他者との距離が近いところでは，個人性という炎がぶつかり合い大きな炎と化し，お互いがやけどをすることがある．親子や親しい間柄では，よくけんかが起こる所以である．ヤマアラシジレンマ（互いの距離が近すぎると針がささって痛いが，離れすぎると寒い）に例えられる人間関係の妙である．とはいえ，深い愛情は，個人性が熱く色濃い地点での交流によって生まれる．また自分の個人性が届かない程の遠いところに位置する他者には不快感を与えないが，そのぶんその他者から関心や愛情ももたれない．他者とのこころの距離を調節しながら人は人との間（あわい）に人間関係を構築している．

　互いの個人性の中心部近くの炎の熱が高く色濃い地点から，薄まって淡く交流している地点までの双方のすべての領域を間（あわい）と定義づける．対象が物や事柄であっても同じである．それらとの距離が近ければ怒りや喜びの対象となり，遠ければ関心も怒りも喜びも生じさせない．他者（事物を含む）とどのような距離があろうと，そこに間（あわい）が存在しており，人は間（あわい）を生きているのである．

　人間関係を苦に死を求める人は，この間（あわい）を断ち切りたいのである．したがって「もっと生きやすい間（あわい）がほしい」と願えば，あるいは，「断ち切りたくない間（あわい）」の存在に気づけば，死を急がないかもしれない．

　終末期患者が抱く「死」の恐れが，間（あわい）が消滅することの恐れであるとしたら，「身体はなくとも，間（あわい）は消滅しない」ことを伝えてあげたい．

〜〜〜〜 間（あわい）を生きる 〜〜〜〜

なぜ生まれてきたのですか？　そんなことわからない

　　　なぜ生まれてきたのですか？

　　　そんなことわからない

　　　なぜ死ななければならないのですか？

　　　なんて，もっとわからない．

　　　せめて，今，生きている意味だけは，知りたい

　　　残念ながら，それもわからない

　　　でも，今，誰かと生きている，最後まで誰かと生きていたい

　　　そのことだけは，手放せない

　　　ならば，

　　　生きている意味は，誰かとの間（あわい）にあるのかもしれない

　　　生きるとは「誰かといる」

　　　ただ，それだけのことかもしれない

　　　なぜなら，誰かとの間（あわい）に

　　　自分の居場所も存在の意味も生きる意味もあるのだから

　　　そして，戦争も平和も，間（あわい）にある

この子が生まれてきた意味

　　　生まれて，たった1時間で死んだわが子をじっと見る

　　　この子は何のために生まれてきたのか

　　　たった1時間で死ぬのなら

　　　この子の生まれてきた意味は何なのかと母は問う

　　　生まれてきたこの子の存在の意味は

　　　この子の身体・遺体そのものにあるのではなく

　　　母と子との間（あわい）に確かにある

　生きることと誰かとつながっている接合点の奥深い意味は，本書第Ⅳ部の援助的コミュニケーション論のなかでも述べていきたい．

2　死生と倫理との接点
──いかに生きるのか，いかに援助するのか──

　「いつかは死ななければならない」とわかっていても，健康で幸せなとき人は「死にたくない」と願う．死んだらどうなるのかがわからないので，死を避けて，現状の人間関係を含めたこの世間を生きることを維持しておきたいと願う．では，「死」とはいかなる事態なのであろうか．明確な説明ができない永遠の不可知領域である．

　わからない死に向かって走る我々は，その疾走の道行きをいかに走ればよいのか，「いかに」休憩をとりながら走りぬくのか．この「いかに」という課題に常にまとわりつかれながら走り，歩く．倫理とは，まさに「いかにあるか」がテーマとなる．

　その点で，終末期における医療・福祉現場の援助者は，死に向かっている患者・利用者に対する自分たちの行為が「いかにあるべきか」と問いつづける．援助者の行為が「いかにあるべきか」という問いは，「患者・利用者が生を全うする道行きにおいていかなる在り方で伴走するのか」という問いともいえる．したがって終末期医療における倫理とは，患者・利用者の「生き方」と「死に方」の究極の接合点での当事者含め関係者自らの在り方を問題にしているのである．

　そこでは患者・利用者本人や家族の苦悩をくみ取っていくことが大前提となるが，援助者の善なる意思が，あるバイアスとなり患者の意思に先んじて反映されていく過程も現場では透けてみえる．援助者の善なる意思は，ときに援助者自身の葛藤となり倫理理論によすがを求めるのであるが，倫理理論に先立って患者・利用者の苦悩に対峙することが必要となる．

　死の可能性を承知して生きる我々は，生と死の接点の連続のなかでさまよい死とともに生を全うする．したがって，「死」からはじまる思索によってはじめて，生が照らし出されるのである．本書では「死生の臨床人間学」と題して生命倫理的・医療倫理的課題を再考し，さらにそこに常につきまとう人間の苦

悩を構造的に理解する方法を提示し，人間が生きられる居場所（人間関係），そして居場所を確保するためのコミュニケーションについても論じる．

　臨床における倫理的課題や倫理理論に関心がない方は，第Ⅰ部を読んだ後，第Ⅲ部，第Ⅳ部に目を移していただいても差し支えない．

第Ⅰ部　死生の臨床――「死ぬ」を生きる――

　生きとし生けるものは，必ずいつか死ぬ．
では，身体の死を迎えるときを思う我々は
現在どのような問題を抱えているのであろ
うか．

第1章

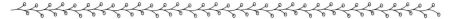

死生の臨床人間学

——メメント モリ（memento mori：死を忘れるな）——

1　死生学

"Thanatology"，"Death Studies" を直訳すれば，死学となるが，日本では死学とせず死生学としてしている（島薗・竹内 2012）．死生学という言葉は，死生学が「死」から「生」（生き方）を模索する学問でありたいという態度を示していると言える．ちなみに「死生観」という言葉は，1904（明治37）年，加藤咄堂が『死生観』の中で用いて以来定着していった（加藤 2006，島薗 2003）．「生死観」という言葉もあったが，仏教教説感があり，死をめぐる新しい言説に関心をもった人々によって「死生観」の語が導入された（島薗 2003）．

　日本では，1975（昭和50）年ごろを境に，病院で亡くなる人が増えていった．さまざまな先進医療機器によって治癒に至る場合はその恩恵を了知する．ところが回復することなく亡くなっていった患者の家族や医療者は「最期の迎え方はあれでよかったのだろうか」と苦悶した．病院で死にゆく人々に対して，どのようにケアすればよいのかが，終末期医療の課題となっていった．

　1967年にイギリスのシシリー・ソンダースが，聖クリストファー病院にホスピス病棟を創設し心身ともに穏やかに最期を迎えるための緩和ケアを実践し（Boulay, Rankin 1984），死にゆく人へのケアに真摯に取り組んだ．1969年，キューブラー・ロス（Kubler-Ross 1969, 1975）が死に直面した患者の精神面の葛藤を論考し上梓した『死ぬ瞬間』は，死や死別の苦悩を初めて学問の俎上にのせたものであった．彼女は患者と向き合うために「私たちの教師になってほしい」と頼んだという．医療者が死にゆく人の苦悩に目を向け始めたのである．

　これらのことは死にゆく人へのケアのあり方に大きな影響を与えた．その後，

1970年代に"Thanatology"，"Death Studies"という言葉が登場し，死生学と訳されたこの分野が歩みはじめた（平山 1996）．死生学は，死にゆく人々や死別の悲しみにある人々へのケアの関心から出発したのである．

2　死生学と生命倫理・医療倫理

　医療行為は基本的に「良きこと」「人々により多くの幸福をもたらすもの」と認識されているので，治癒が見込めない終末期の患者に対しても「最善を尽くしてあげたい」という善意による医療はかわらないが，その後，ホスピス運動の影響から緩和医療への関心が高まり，終末期の患者や根治できない慢性疾患患者に対しては，苦痛を緩和し生活の質（Quality of Life: QOL）の向上を目指すことになった．日本でも1977（昭和52）年に「日本死の臨床研究会」が大阪で発足し，1981（昭和56）年には聖隷三方原病院に日本初のホスピスができた．

　このような動きのなか「生きるとは」「死ぬとは」「医療とは」といった議論が展開することになり，死生学と生命倫理・医療倫理は合流するのである．したがって死生学と生命倫理・医療倫理は，ターミナルケア（終末期医療），グリーフケア（悲嘆へのケア），デスエデュケーション（死の教育），安楽死，脳死・臓器移植，生殖医療など重なり合うテーマをもっており，別立てで捉えにくい学問領域としてある．

3　「死」をどうとらえてきたか

（1）エピキュロス

死は存在しない

　エピキュロス（Epikouros B.C. 300）は「死はわれわれにとっては無である．われわれが生きている限り死は存在しない．死が存在する限りわれわれはもはや無い」（出・岩崎 1959）という．どういう意味か噛み砕いてみよう．我々が生きているとき，当たり前だが，死んではいない．つまり生きているときに死は無い．私が死ねば，私は生きていないので，「私は死んだ」とわからない．死んだ私は，死を知らない．したがって生きていても死んでも，いずれのときも

「死は存在しない」というのである.

私の死は他者のもの

　ここであることに気がつく.自己の死というものが存在しないということは,あるのは「他者の死」だけとなる.私の周囲で誰かが死ぬと,その死を悲しんだり,死者を弔う儀式を行う.私は他者の死を悲しむことや儀式を行うことによって,他者に死なれるという経験をする.裏を返せば,私が死んだら,私の死を嘆いたり,儀式を行うのは私の周囲の人であり私ではない.私に死なれることによって,誰かが私の死を「他者の死」として経験する.つまり,私の死は,私の周囲の人にとっての「他者の死」であり,「私の死は他者のもの」と捉えることができる.

　これは唯物論的説明であり,現代人にはわかりやすいと察する.それでも死ぬのは悼ましいと思う人は多いだろう.魂の不滅を信じる人が,魂の安堵を願い,死に宗教的説明を求める所以がここにあるのかもしれない.

　中国に「魂魄」という概念がある.「魂」は死後,天に属し,「魄」は死後も家に留まると考えられている(山本 1996).「死者がいつも見守ってくれている」という日本人の感覚には,「魂魄」概念が大いに影響しているであろう.

　他にも民俗学的死生観,宗教的他界観・霊魂観などについて説明すべきところであるが,それらについては紙幅の関係で専門書に譲りたい.

(2) 死の穢れ

イザナギ・イザナミの物語

　古代の日本人は,死に対してどのようなイメージをもっていたのであろうか.はじめに古事記に登場するイザナギ・イザナミの黄泉の国にまつわる神話のあらすじを紹介する(中村 2009).

　　高天原の神たちは,イザナギ,イザナミという二人の神に,下界をしっかりと固めて国造りをするようにと命じた.そこで二人は,さっそくおのころ島へ降り結婚した.淡路島,四国,九州,本州などたくさんの島々が生まれ,たくさんの神が生まれてきたが,火の神が生まれたとき,イザナ

ミは大やけどをする．その後，無理を重ねたイザナミは，弱っていき亡く
なってしまう．イザナギは，イザナミのなきがらにとりすがって泣いた．
そしてイザナミを出雲の国と伯耆の国の境にある比婆山に葬った．

　イザナミが亡くなってからしばらくの間，イザナギは一人で悲しんでい
たが，どうしてもがまんすることができなくなり，死者の国まで妻をむか
えに行こうと思いたつ．死者の国は，黄泉の国といい，深い地の底にある．
イザナギは，地の底へと続く長い暗い道を下りて，ようやく黄泉の国に着
くと，黄泉の国の入り口で，イザナミに地上へ帰ってくれるよう呼びかけ
た．ところがイザナミは悲しそうな声で「私は，もう黄泉の国の食べ物を
食べてしまったので地上へはもどれない．地上へ帰ってもよいかどうか，
黄泉の国の神にたずねてみる．それまで，決してのぞかないでほしい」と
いう．そう言われたイナザギは待っていたが，いつまでたっても妻からは
返事がない．待ちくたびれたイザナギは妻を捜すために，とうとう黄泉の
国へ入っていった．黄泉の国は，どこまでも真っ暗な闇が続いていた．う
す暗い灯りをもって，目を凝らしていたイザナギは，立ちつくしてしまっ
た．そこには，腐りかけてうじ虫がたかっているイザナミの体が横たわっ
ていた．醜い姿を見られてしまったイザナミは「あれほどのぞくなと言っ
たのに，あなたは私に恥をかかせた」とすさまじく怒った．「イザナギを
つかまえて殺せ」とイザナミから命じられた黄泉醜女という悪霊たちが，

イザナギを捕まえようと追
いかけた．イザナギは地上
へ続く黄泉平坂に向かって
必死に逃げた．恐ろしい顔
をしたイザナミと黄泉醜女
たちは，すさまじい勢いで
迫ってくる．

　ついにイザナギは，黄泉
平坂に，千人がかりでない
と動かせないような大岩で
黄泉の国と地上の世界の間

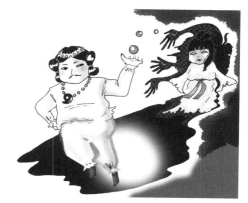

イザナギ　イザナミ
イラスト：村田智子

を塞いでしまった．やっとのことで，地上の世界に逃げ帰ったイザナギは，黄泉の国で穢れた体を清めるため，日向の阿波岐原に向かい，そこで禊ぎをした．これが，禊ぎが登場した最初の話となる．

　この物語から，黄泉の国は，実は死体を捨てるところであったことがわかる．古代の日本では，風葬が一般的で，死体は野辺に捨てられていた（佐藤 1987，柳田 1990，芳賀 1991）．現在でも葬式のことを「野辺送り」と表現することや「故人も草葉の陰でさぞかし喜んでいるだろう」といった言葉が野辺での風葬を傍証している．この物語は，野辺に捨てられた死者を見たことをあらわしている．死体は，自然に還っていく過程で，腐敗が起こる．腐敗した死体を見ることは，いかにも禍々しい経験であり，「穢れている」ものに触れた，見た，につながるため，日本人にとっての「死」は穢れ（ケガレ）と捉えられていた（波平 1985）のである．イザナギが禊ぎをした場所は海であり，海水で身を清めたことから，「清めの塩」が今でも習慣的に使われる．

九相図，春日権現験記絵

　鳥野辺・野辺とよばれた場所に捨てられた死体の膨張，腐敗，体液の漏出，野生動物によって食い散らかされる様子などが描かれた資料が残されている（図1‒1・図1‒2）．野辺送りで死体を運んできた人は，当然，何日か前に遺棄され腐敗が進んでいる死体を見ることになる．いずれ自分もこのようになるであろう将来の姿を目の当たりにするのであるから，死は恐ろしきものであると思っていたであろう．

　対して現代では，多くの人は病院で死亡する．その死体は，葬儀業者によってドライアイスで冷却され腐敗の進行を遅らせるように施され，後に火葬される．腐敗し朽ちていく死体を見ることがなくなった現代人にとっての死と，風葬が一般的であった時代の人々にとっての死は，視覚的に違う意味をもっているであろう．

　また，春日権現験記絵（図1‒3）にあるように，病人が家の外の軒下に寝かされているのは，死や病は穢れ（波平 1985）であると考えられていたためである．また，病は，古来より鬼，悪霊，狐（精神障がいの原因）（中村 2001）などによってもたらされる（図1‒3）と信じられていたため，対処として専ら僧侶な

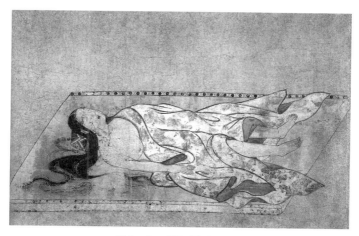

図 1-1　第二段（新死相）
出典：『紙本著色九相図』（撮影：山﨑信一），九州国立博物館所蔵.

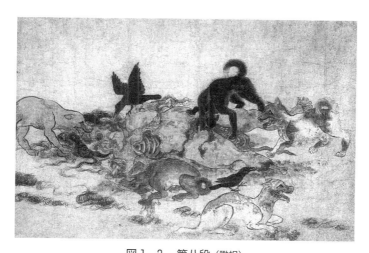

図 1-2　第八段（瞰相）
出典：『紙本著色九相図』（撮影：山﨑信一），九州国立博物館所蔵.

どによる祈祷が行われていた（図 1-3）（酒井 1987, 2002）.
　春日権現験記絵にある地獄図（図 1-4）は，当時の人々の恐怖を駆り立てたであろうし，それによって人々は，地獄に落ちないようにと道徳的な生き方を

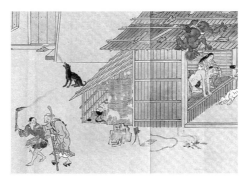

屋根の上には災厄（疫病）をもたらすとされる鬼がおり，家の左の軒下に病者が寝かされている．左下は治療（祈祷）のために訪れた僧侶

図1-3 京の疫病（巻八）
出典：『春日権現霊験記（模本）』（部分），Image: TNM Image Archives.

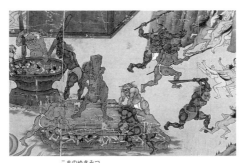

図1-4 猪 行光，閻魔序に赴き地獄めぐりをする（巻六）
出典：『春日権現霊験記（模本）』（部分），Image: TNM Image Archives.

模索した（藤村 2008）．古い時代の死生観と倫理の接点がここにみえる．地獄と対照的な極楽図については，浄土教系でもさまざまな説明があり，詳細な解説は専門書に譲りたい．ただ，飢饉，飢餓，伝染病で苦しむ多くの人々が，生きている今より浄土系仏教教説による死後の世界（極楽浄土）に安寧を求めていたことは想像に難くない．

（3）葬儀・納棺（遺体の扱い）

　現代における死者の身体の扱い方に，日本人が死をどのように捉えているかがうかがえる．

　葬儀や法要は，死者のためともいえるが，残された周囲の者のための儀式でもある．葬儀は，遺族が死を受容し，また遺族の悲嘆のケアや社会復帰のためのプロセスとしての機能（山田 2007）をもっている．

　葬儀を通じて死者は，段階的に生者のカテゴリーから死者のカテゴリーに統合されていく．死者のカテゴリーに統合されていく過程で，「死者と私」という新たな社会関係を構築し，残された者はそこを生きていくための覚悟ができていく．

　生者のカテゴリーから死者のカテゴリーへの移行過程の初期で，葬儀業者や納棺師は，死者の身体を即物的な意味合いの「死体」としてではなく，人格をそこに認める「遺体」として手厚く扱いケアする．亡くなって時間が経過していない段階では，遺族にとって亡くなった家族は，まだ死者のカテゴリーに属していない．目の前の亡くなった家族に対して生者のごとく扱い尊厳を与えるように接するのである．

（4）「尊厳」とは 他者から与えられ，他者との間（あわい）に展開する

　カント（Immanuel Kant 1785）は，「人間の尊厳は無条件的で比較を絶した絶対的価値である」と主張したが，筆者はさらに説明を加えたい．

　尊厳は人格に内在していることを前提としながらも，他者から与えられる場に展開されるものと考える．他者からの扱いや態度が「尊厳が開かれる場」である．

　亡くなった人の体は，扱い次第で，死体となり，遺体となる．扱う人が亡くなった人を尊く扱うとき「死体」は「ご遺体」となる．尊厳は，他者との関係性の中に立ち上がってくる意味，物語ともいえる．

　戦場で横たわっている 屍（しかばね）を飛び越していく兵士は，横たわる屍を尊く扱えない．ところが戦友が，その死体を抱き上げ，悼み（いた）涙したときにその屍は尊厳を与えられた「遺体」となる．また戦死の知らせを受け取った家族が遺影の前で涙したときに，初めて戦死した兵士に尊厳が宿る．

　日常生活で「私の尊厳」を意識している人はいるだろうか．虐待されたり人格否定されるなど自己に内在する尊厳が他者によって冒されたときや，逆に，誰かが私を尊重するような態度を見せたたり言葉をかけてきたとき「私の尊厳」はその存在を顕わにする．すなわち尊厳は，他者と自己との関係性によって他者からもたらされるものとして現れ，他者との間（あわい）に展開するのである．

　我々は他者を気づかいながら尊厳を与えているのであり，他者から気づかわれるかたちで尊厳を与えられる．このことは第Ⅳ部の援助的コミュニケーション論にもかかわる．

4　終末期医療

（1）終末期医療と尊厳

　尊厳という言葉が意識されるのが，終末期医療の場である．終末期医療が，死と尊厳が交わる場であることに注目したい．

　死への移行の在り方についての関心が高まって久しい．17世紀以来の近代医学の歩みの底流には，他の科学と同様，物質の科学として医学を構築するという思想があり，その強固な基盤としてデカルト哲学があった．デカルト（René Descartes 1637）は，人間は精巧にできた機械であるとし心身二元論を提唱した．デカルト的方法論による医学研究，医療技術進歩のあまりの威力に魅せられ，医学が死を敗北としてきた時代，死への移行の在り方や看取り方という課題は等閑視された．

　1960年代後半になって日本でも死にゆく人をどのように看取るのか，いわゆる看取りの医療が出帆した．終末期医療における死への移行の在り方や看取り方を問うとき，そこに尊厳という言葉が浮上してくる．尊厳が与えられない死に方を人は恐れるのかもしれない．しかし「尊厳が与えられない死に方とはいかなる死に方なのか」については丁寧な議論を要する．「最善を尽くしたい」医療者や家族の思いと患者の尊厳が融合する着地点を探すことの難しさが立ち塞がるからである．

　また，看取り方がマニュアル化されるとしたら，マニュアルに寄りかかった

ケアは，専門分化の波に洗われて上滑りするのではないか，あるいは「仕込み含みのマニュアル」と「尊厳」の位相が乖離するのではないかといった不安を援助者にもたらすかもしれない．マニュアルは有用なものであるが，患者は個々の道行きを生きており，マニュアルに合わせて生きているのではないことを援助者は臨床であまた経験し苦心していることだろう．

　マニュアルやガイドラインを手元に置きながらも個別の苦しみを捕えようとする触手は，援助者の中に確かに備わっている．伸ばしたその触手はやがて「スピリチュアルペイン」という終末期患者の苦しみを捕えることになる．次項ではスピリチュアルペインについて言及する．

（2）終末期医療とスピリチュアルペイン

　本節は，佐藤泰子著（2020）「スピリチュアルペインと現象学的アプローチ」松本卓也・武本一美編著『メンタルヘルスの理解のために』（ミネルヴァ書房）の一部を加筆修正したものである．

スピリチュアルペインの登場とその曖昧さ

　スピリチュアルペインという言葉が科学を標榜する医療の世界に登場してきた．この言葉がなぜ医療者の前に現れてきたのか．この疑問に答えることは，死を前にした者，こころを病み生きる希望を失った者の圧倒的な苦しみに対峙しなければならない医療者の，逃げられない課題に向き合うことでもあった．

　スピリチュアルペインとはそもそも何を意味しているのか．医療者のなかにも「聞いたことがない」という人は多い．なぜならこの言葉が現れた契機が医療のなかでも特殊な領域である終末期医療であったからだ．

　1988年，世界保健機関（World Health Organization: WHO）は「緩和ケアとは，生命を脅かす疾患による問題に直面している患者とその家族に対して，痛みやその他の身体的問題，心理社会的問題，スピリチュアルな問題を早期に発見し，的確なアセスメントと対処（治療・処置）を行うことによって，苦しみを予防し，和らげることで，QOLを改善するアプローチである．」（WHO 1990, 1995）と定義している．この緩和ケアの定義のなかで注目したいのは，「スピリチュアルな問題を早期に発見し，的確なアセスメントと対処（治療・処置）を行う」の部

分である．身体的問題は科学者や医学者が，心理的問題は心理学者が，社会的問題はソーシャルワーカーらが本領を発揮できるであろう．しかし，「スピリチュアルな問題」に対応するのは誰なのか．さらに言えば「スピリチュアルな問題」とは何なのか，「スピリチュアルな問題」の定義が曖昧なまま，それに対する的確なアセスメントも対処も実現しえないだろう．このような曖昧な事象が医療の領域にもち込まれ，医療者は困惑した．

キリスト教を背景にもつ病院の「スピリチュアル」概念

　日本では1981年に聖隷三方原病院（浜松）に日本初のホスピス，1984年に淀川キリスト教病院（大阪）に西日本初の病棟型ホスピスが開設された（恒藤他2014）．当時のホスピス運動はキリスト教を背景にもった病院が中心となっていたので「スピリチュアル」という言葉に「霊的」「宗教的」というニュアンスをもたせて医療者に受け取られていた感がある．しかもキリスト教団関係の病院では，宗教的儀礼やチャプレン（聖職者）の活動があり，「スピリチュアル」という言葉に「霊的」「宗教的」ニュアンスが随伴していたのも当然であろう．当時のスピリチュアルペインに関わる書籍には「霊的痛み」「宗教的痛み」と訳しているものが散見される．

　しかし，「スピリチュアル」に「霊的」や「宗教的」といったニュアンスを伴うのでは，一般病院や国公立病院の緩和ケア病棟で扱いにくいという事情があり，宗教的観念をもち込まないスピリチュアルケアが要求された．生物学的に生命を守る，あるいは身体的苦痛を和らげるというだけでなく，医療は死に向かう患者のこころのケアをこのように曖昧模糊としたスピリチュアルケアの名のもとに求められた．定義も得られないまま医療者はケアの手札が浮かび上がってこない窮状のなか，経験に埋め込まれた知をたよりにそのケアに取り組むことになった．

医療現場でのスピリチュアリティの定義

　スピリチュアリティとはどのように定義されているのであろうか．WHO専門委員会報告書（1993）では "spiritual" を「人間として生きることに関連した経験的一側面であり，身体感覚的な現象を超越して得た体験を表すことばであり，生きていることがもつ霊的な側面には宗教的な因子が含まれているが，

『霊的』は『宗教的』と同じ意味ではない」としている．一般には「霊的」の意味がわからないし，そこのわからなさを放置したまま論議が進められている観がある．もちろん「スピリチュアル」に定義をもたせるべく多くの論客によって語られるが未だ多様である．

　窪寺俊之（2000）は「スピリチュアリティとは，人生の危機に直面して生きる拠り所が揺れ動き，あるいは見失われてしまったとき，その危機状況で生きる力や，希望を見つけだそうとして，自分の外の大きなものに新たな拠り所を求める機能のことであり，また危機の中で失われた生きる意味や目的を自己の内面に新たに見つけ出そうとする機能のことである」という．窪寺の定義には「自分の外の大きなもの」つまり超越者が前提されている．また窪寺は「スピリチュアリティとは，人生の危機に直面して，人間らしく，自分らしく生きるための存在の枠組み，自己同一性が失われたときに，それらのものを自分の外の超越的なものに求めたり，あるいは自分の究極的なものに求める機能である」ともいう．

　山崎章郎（2005）の「スピリチュアリティは人間存在を構成している重要な要素であるが，普段は潜在化しているものであるということ（中略）なんらかの理由によって危機に瀕すれば，（中略）それまで潜在化していたスピリチュアリティが刺激を受け，スピリチュアルペインとして顕在化してくると考えることができる」という説明は共感を得るだろう．

　スピリチュアリティは普段の生活では，その存在は匿名的であり，苦しい事態に投げ込まれたとき，初めてその姿を現してくる（佐藤 2011）．つまり，危機に面したときに，人間がそこを生きるための力に寄与しているものでもあると解釈でき，人間の「生」を支える極めて重要な何かと考える．

　このスピリチュアリティの概念は，古代ギリシャ哲学にみられる「プネウマ」（ギリシャ語　$\pi\nu\epsilon\upsilon\mu\alpha$：呼吸，生命活動そのもの）（比留間 2006）に遡っても矛盾がない．

スピリチュアルペインの定義

　筆者は，独自にスピリチュアルペインを「生きる意味を問う苦しみ」としている（佐藤 2011）．我々が普段なにげなく暮らしているときには「生きる意味

とは」という唐突な疑問はわいてこない．厳しい苦境に投げ込まれたときに，この疑問が複雑な軌道を描きながら浮上してくるのである．しかし，この問いに着地点は用意されておらず，死の契機のもと終わりなき無限遡行に苦しむ．この問いを問うことこそ実存的苦痛なのである（佐藤 2009）．答えのない「生きる意味を問う」ことに唯一，応答できるとしたら，「誰かとの間（あわい）に確実に存在する」と応えたい（序説1-（2）参照）．

医療者の苦悩と共に登場したスピリチュアルペイン

　スピリチュアルペインはその曖昧さを残したまま，終末期がん患者のこころのケアの射程に入り，当時の医療者にとって喫緊の課題となった．しかし方法論も与えられず，医療者は暗中模索の状況にあった．かといって心理的ケアでスピリチュアルペインに対処できるのかといったら，それも違う．

　「もうそろそろ終わりにしたい」「このままずっと眠りたい」「早く楽になりたい」と願う患者の苦悩に対して，スピリチュアルペインという概念をもたなかった医療者は途方にくれた．「励ましてやり過ごすか，聞き流すか，鎮静剤を使用して，うとうとさせるといったことしかできなかった」と吐露するホスピス医師，山崎（2005）の言葉に医療者の苦しみがみてとれる．患者も医師も，それまで培われた手さばきに身を預けるしかなかったのである．つまりスピリチュアルペインは，死に直面した終末期患者の苦悩をケアする援助者の苦悩と共に登場したのであった．

スピリチュアルペインへの存在論的アプローチ

　前述したようにスピリチュアルペインの定義も曖昧であるし，宗教的観念をもち込まない日本の医療者は，直訳された「霊的痛み」に違和感を覚えた．そこでスピリチュアルペインを訳さずにそのまま「スピリチュアルペイン」，あるいは「実存的苦痛」とし，存在論的アプローチによる思索がすすめられた（森田他 2000）．

　表現が意味を裏切っている感は否めないが，「死にたい」と蹲る患者の前で，言葉の曖昧さを振り切ってでも，医療者はスピリチュアルケアを前方へ疾駆させる必要があったのである．

　村田（1998，2005，Murata, Morita 2006）は人間存在の在り方から発想した時間

性，関係性，自律性の3次元からスピリチュアルペインを捉える．時間性スピリチュアルペインとは，将来を失った患者には現在の意味と存在が成立しないため，現在の自己の生が無意味，無目的，不条理として現出し生じるものであるとする．関係性スピリチュアルペインとは，死の接近によって他者と世界との関係の断絶を想い，自己の存在と生の意味を失うことで，虚無，孤独と不安，生の無意味のなかで強いられる苦しみであるという．また自律性スピリチュアルペインの説明として，「できなくなる」という体験によって他者への依存を余儀なくされ，自立できない，自律的に生きられない，生産性がないことによる現在の生に対する無意味，無価値が現出することによるものであるとする．

苦悩は 数字や統計的処理に回収されない

　スピリチュアルペインは，客観的実在として取り出し対象化することはできず，患者固有の事象の現れ方を主題とするしか捉える方法がない．医療上の検査データなどは客観的事態を捉えているのかもしれないが，人のこころに時々刻々と現れては移りゆく苦悩は，数字や統計的処理に回収されるものではないし，それを捉える客観的指標など存在しえない．そこでスピリチュアルケア研究においては現象学的アプローチ（村田 2005，佐藤 2007，榊原 2011），質的研究などが呼び出された．

スピリチュアルペインは 終末期がん患者に限ったものではない

　終末期がん患者の苦しみへの理解と対処（大谷・内富 2010）が，スピリチュアルペイン研究の出発点であったが，スピリチュアルペインは終末期がん患者に限ったものではないと筆者は考える．「生きる意味を問う」ことがスピリチュアルペインとするならば，精神障がい者，身体障がい者，治療不可能な慢性疾患，いじめ・虐待・事件の被害者，医療・福祉関係者自身など苦しみを抱えるあらゆる人々にスピリチュアルペインは現われ出でるであろう．自己の存在の意味，生きる意味を問うという苦しみを抱えた人々へのケアが求められている．

第2章

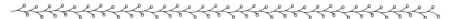

安楽死と尊厳死
──「死」のゆくえ──

1 『高瀬舟』より

　森鴎外（1992）の『高瀬舟』は安楽死を扱った作品である．100年以上も前にすでにこの問題を取り上げた医師でもある鴎外の視座に驚く（この物語には「足るを知る」という主題も織り込まれているが，本書では言及しない）．

あらすじ

　いつのころであったか．これまで類のない珍しい罪人が高瀬舟にのせられた．名を喜助といった．護送を命ぜられ，一緒に舟に乗りこんだ同心羽田庄兵衛は，ただ喜助が弟殺しの罪人だということだけをきいていた．庄兵衛は，喜助の他にたくさんの罪人を高瀬舟に乗せたことがあったが，みな目も当てられないほど気の毒な様子だった．しかし，喜助はいかにも楽しそうだった．不思議に思った庄兵衛はわけを聞いてみた．

　喜助は，親を流行病でなくし弟と二人暮しだった．二人は貧しさのなか助け合って生きていたが，弟は病気で働けなくなってしまった．ある日，喜助が家に帰ると，弟が布団につっぷしていて，まわりは血だらけだっ

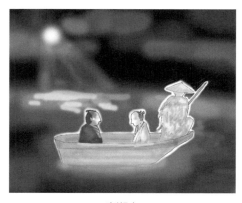

高瀬舟
イラスト：村田智子

た．驚いた喜助は，弟のそばに駆け寄った．弟は，自分が治りそうもない病気だから早く死んで兄を楽にしてやろうと，のどを切って死のうとしたのだった．しかし，うまくいかず刃が刺さったままになってしまった．喜助は，医者を呼ぼうとするが，弟が必死の眼差しで刃を抜いてくれと訴えるのでしかたなく刃を抜いて死なせてやった．ちょうどそのとき，近所の婆さんが家に入ってきて，それを見ると顔色を変えて出て行った．喜助は，捕まりこの高瀬舟に乗せられたのだ．しだいにふけていく朧夜に，沈黙の二人をのせた高瀬舟は，黒い水の面をすべって行った．

断末魔の苦しみと安楽死

『高瀬舟』は，死にきれず，断末魔の苦しみのなかにいる弟を見かねて，刃を抜いて死なせてやるという物語である．刃が刺さったままで呼吸ができずに苦しむ姿を見て「がんばって，少しでも長く生きなさい」と言えるだろうか．当時の医療では，医者を呼んだとしても，死を免れ得るとは思えなかっただろう．しかも日々の暮らしにも事欠く貧しい兄弟には医者に払う金はない．弟がこのまま早く死なせてくれと懇願したのも理解したい．

『高瀬舟』は安楽死，死への移行の在り方について我々に問いかけてくる．しかし，現代における安楽死問題は，本人や周囲の者の念望や感情を取り込むだけで済むような簡単な案件ではない．そこで，日本での安楽死事件について概観する．

2　日本における安楽死事件

（1）日本で最初に問題になった東海大学安楽死事件

患者は多発性骨髄腫のため，東海大学医学部付属病院に入院していた．病名は家族にのみ告知されていた．1991（平成3）年4月13日，昏睡状態が続く患者について，妻と長男は治療の中止を強く希望し，医師は，患者が嫌がっているというフォーリーカテーテルや点滴を外し痰引などの治療を中止した．長男はなおも「早く楽にしてやってほしい」と強く主張．医師はこれに応じて，鎮痛剤，抗精神病薬を通常の二倍の投与量で注射した．しかしなおも苦しそうな

状態は止まらず，長男から「今日中に家につれて帰りたい」と求められた．そこで医師は殺意をもって，ベラパミル塩酸塩を通常の二倍量を注射したが，脈拍などに変化がなかったため，続いて塩化カリウム製剤20mlを注射した．患者は同日，急性高カリウム血症に基づく心停止により死亡した．翌5月にこのことが発覚し，医師は塩化カリウムを注射したことを問われ，殺人罪により起訴された．なお，患者自身の死を望む意思表示がなかったことから，罪名は刑法第202条の嘱託殺人罪ではなく，第199条の殺人罪とされた．横浜地方裁判所は平成7年3月28日判決を下し，被告人を有罪（懲役2年執行猶予2年）とした（三輪 1998）．

　本件に先立つ1962（昭和37）年の「名古屋安楽死事件」において示された安楽死の要件についてもみておこう．これは被告人が重病の父の苦痛を見かね，息子が父に飲ませる牛乳に毒薬を混入して安楽死させた事件である．名古屋高等裁判所は，1962（昭和37）年12月22日判決で安楽死の要件（違法性阻却事由）を示した．

① 不治の病に冒され死期が目前に迫っていること
② 苦痛が見るに忍びない程度に甚だしいこと
③ 専ら死苦の緩和の目的でなされたこと
④ 病者の意識がなお明瞭であって意思を表明できる場合には，本人の真摯な嘱託又は承諾のあること
⑤ 原則として医師の手によるべきだが医師により得ないと首肯するに足る特別の事情の認められること
⑥ 方法が倫理的にも妥当なものであること

　この基準は後の判決でも援用されることが多い．本件の判決は，⑤と⑥の要件を満たさない（違法性は阻却されない）として被告人に嘱託殺人罪の成立を認めた．
　なお，本件は安楽死についての意思を表明していなかった患者が，病床の苦痛によって「殺してくれ」「早く楽にしてくれ」と叫んでいたというものであり，平時に死を望んでいた事情がないからといって真摯な意思表明でないとは

いえないとしている．したがって，④の要件についての意思表明を確認できない場合（危篤時など）にどう考えるべきかは，以後の裁判例に委ねられた．

　さて，東海大学安楽死事件の判決では，医師による積極的安楽死として許容されるための4要件として，横浜地方裁判所は，以下を挙げた．

　　① 患者が耐えがたい激しい肉体的苦痛に苦しんでいること
　　② 患者は死が避けられず，その死期が迫っていること
　　③ 患者の肉体的苦痛を除去・緩和するために方法を尽くしほかに代替手
　　　　段がないこと
　　④ 生命の短縮を承諾する患者の明示の意思表示があること

　また，先述の名古屋高裁の「専ら病者の死苦の緩和を目的でなされること」，「その方法が倫理的にも妥当なものであること」という要件は，終末期医療において医師により安楽死が行われる限りでは，専ら苦痛除去の目的で，外形的にも治療行為の形態で行われ，方法も目的に相応しい方法が選択されるのが当然であろうから，特に要件として必要はないとした．

　本件（東海大学安楽死事件）では患者が昏睡状態で意思表示ができず，痛みも感じていなかったことから①，④を満たさないとした．ただし，患者の家族の強い要望があったことなどから，情状酌量により刑の減軽がなされ執行猶予が付された．

（2）京北病院事件

　1996（平成8）年4月京都府北桑田郡京北町の京北病院で，入院中の末期がん患者に対し主治医自らが，呼吸不全を起こさせる筋弛緩剤を投与し，直後にこの患者が死亡していたことが明らかになった．医師の薬物投与による「安楽死」は，1991（平成3）年の東海大学安楽死事件以来であった．

　患者は，1994（平成6）年10月に同病院で胃がんの手術を受けたが，腸などのがん転移が進み，昨年（1995年）10月から入退院を繰り返し，末期がんと診断されていた．主治医によると，1996（平成8）年4月1日の入院後，次第に病状が悪化．苦痛を和らげるためにモルヒネの投与を続けていたが，27日にな

って患者は昏睡状態となり，激しいけいれんを起こして呼吸困難となった．主治医はモルヒネを増量するとともに鎮静剤を投与したが，けいれんは収まらなかった．このため，主治医が看護師に指示して筋弛緩剤200mgを点滴に入れ，自らの操作で患者に投与，まもなく患者は亡くなったという．主治医は，患者の妻に4月の入院の時点で末期がんであることを知らせていたが，患者本人には告知していなかった．患者が亡くなる10日ほど前に人工呼吸や心臓マッサージなど蘇生術はしない，苦しんだときには苦痛をとって楽にする，の2点を妻と口頭で確認していたが，安楽死に対する患者への意思確認はなかったという．事前に妻に対して筋弛緩剤を投与することは告げず，患者が亡くなってから1か月後に投与したことを説明した．主治医は，患者と20年来の友人関係だった（京都新聞 1996年6月7日）．

血圧が極度に下がり，患者の妻が「もう苦しませないでほしい」と泣き叫んだため，主治医が筋弛緩剤を点滴の中に入れて投与することを決断，自らが点滴を開始した．数分で患者は死亡した．主治医は「生から死へのスムーズな移行も医師の仕事だ．殺人という意識は全くない．本人，家族と薬で安楽死させるという合意があったとは言えないが，あの状況では仕方なかった．捜査には協力を惜しまないし（法の）裁きには従う」「奥さんの強い要望で，友人に末期がんを告知することができなかった．しかし友人は他の患者の苦しみ方を見てきており『もし自分なら，早く楽にしてほしいよ』と言っていた」「安楽死が法的に認められていない現状で『私があなたの死の苦しみを取り除いてあげます』という約束ができるでしょうか」と話している（佐賀新聞 1996年6月7日）．

京都府警は殺人容疑で主治医を書類送検とした．しかし1997（平成9）年12月12日，京都地検は死因との関連性や殺意の立証が困難として不起訴処分にした．不起訴処分にした地検の判断は，文字通り証拠不十分で立件を断念したのではなく，証拠不十分を理由に安楽死を法律で裁くことを回避したといえる．

（3）川崎協同病院事件

川崎市の川崎協同病院によると，患者は1998（平成10）年11月，帰宅途中に持病の気管支ぜん息の発作が起こり，心肺が停止した状態で同病院に運び込まれた．蘇生措置後，心臓は動き出したが，人工呼吸器が必要なうえ，意識不明

の状態が続いた.

　数日後, 自発呼吸も可能な状態になったが, 意識は戻らず, 入院から13日目に主治医が「これ以上の延命はしのびない」と気道確保のための気管内チューブの抜き取りを家族にもち掛けた. その2日後, 主治医がチューブを抜き取ると, 患者は呼吸困難に陥った. その後, 主治医は家族に対し「楽にしてあげるから」と言い, 鎮静剤と「呼吸停止にいたる量」の筋弛緩剤を投与し数分後患者は死亡した.

　病院側の説明では, 家族は気管内チューブを抜き取る行為が患者の死につながるという認識がなかったほか, 主治医から筋弛緩剤を投与するという説明を受けなかったらしい. 院長は「遺族は『ぜんそくで亡くなったと思っていた』と言っている. 主治医と遺族との言い分に食い違いがある」と話している（毎日新聞　2002年4月20日）.

　横浜地方裁判所の2005（平成17）年3月25日の判決は, 患者の意思が重要として懲役3年・執行猶予5年の判決とした. 東京高等裁判所は2007（平成19）年2月28日, 懲役1年6月・執行猶予3年の判決, 最高裁判所は2009（平成21）年12月7日上告を棄却した（判例タイムズ 1237号）.

（4）脳性まひ児殺害の母　減刑嘆願運動

　1970（昭和45）年に横浜市で起こった母親による重度の脳性まひ児の殺人事件. 障がい児2人を育てる母親が, 2歳の女児をエプロンの紐でしめ殺した. 当時のマスコミは母親の犯行を日本の福祉施設の不備ゆえに起きた「悲劇」であると報じ, 地元では母親への減刑嘆願運動が起こった.

　この減刑嘆願運動に対して, 神奈川県の脳性まひ当事者会「神奈川青い芝の会」は強く抗議した.「青い芝の会」で障がい者の自立生活（運動）を支援していた横塚晃一（『母よ！殺すな』の著者）らは,「重症児に生きる権利はないのか」「罪は罪として裁け」と訴えたのである.

　横塚（1975）は,「なぜ彼女が殺意をもったのだろうか. この殺意こそがこの問題を論ずる場合の全ての起点とならなければならない. 彼女も述べているとおり, この子はなおらない. こんな姿で生きているよりも死んだ方が幸せなのだと思ったという. なおるかなおらないか, 働けるか否かによって決めようと

するこの人間に対する価値観が問題なのである．この働かざる者人に非ずという価値観によって障がい者は本来あってはならない存在とされ，日夜抑圧され続けている．泣きながらでも親不孝を詫びながらでも，親の偏愛をけっ飛ばさねばならない．では代わりに施設があればよいか．いやそういうことではないだろう．」と語った．

　健常児を殺害した場合と障がい児を殺した場合で，罪の重さが変わるとしたら，それは，命に価値の優劣をつける，すなわち人間の価値を相対化することになる．また事件の隙間から優生思想が見え隠れするという危惧と障がい者の自立困難さからの横塚の問題提示である．

　ただ，この減刑嘆願運動は，殺されたのが，障がい児だったから減刑すべきと訴えたものではないだろう．障がい児を育てている母の身体的負荷，精神的苦悩からの思い余っての殺害であったことを酌量し，温情ある判決を願った運動であったと理解する．

3　尊厳死とは

（1）尊厳死という言葉（カレン・アン・クインラン事件）

　1975（昭和50）年 4 月15日，カレン・アン・クインラン（当時21歳）は友人のパーティーで酒を飲んだあと精神安定剤を服用して昏睡状態におちいった．気管切開にて通常以上の手段である大型自動人工呼吸装置につながれた．経管栄養が始まり，遷延性植物状態（persistent vegetative state: PVS）となった．カレンは，入れられたチューブを外そうとするかのように信じられない角度まで首をねじったり，うなり声を上げたりした．元気だった頃「植物状態になって，機械につながれたまま生かされ続けるのはいや」とカレンが語ったことがあるのを覚えていた家族は，「もし自分で決めることができたとしたら，カレン自身はこんな状態で生き続けることは絶対に望まないに違いない」と考えた．医師は「呼吸器を外してほしい」という両親からの要請を拒否した．カレンの状態が「脳死」の条件を満たしていないため，医師は家族の要請を拒否したのであった．当時，アメリカ医師会も「安楽死は殺人である」としたうえで，「患者に死をもたらすとわかっている状況で呼吸器を外す行為は安楽死」という立

場を取っていた．医師たちが殺人罪で訴追される可能性があったことも主治医が呼吸器を外すことを拒否した理由であった．両親は「機械の力で惨めに生かされるより，おごそかに死なせてやりたい」と主張したが，医師団が反対したため5か月後，民事訴訟裁判になった．

両親はニュージャージー州高等裁判所に「美と尊厳をもって死ぬ権利を認めてほしい」と提訴した．クインラン一家の弁護士ポール・アームストロングは，最終弁論で「治療を拒否する権利は法に適うものであるし，個人の医療上の決定に州が介入することは，憲法で保障された『プライバシーの権利』に違反する」とし，裁判の論点は「延命治療における『患者の権利』」にあることを主張した．しかし，11月10日，ニュージャージー州高等裁判所ロバート・ミューア判事は「カレンの呼吸器を外してはならない」とする裁定を下した．裁定の理由は，「カレンの呼吸器を外すべきかどうかを決めるに当たって何よりも考えなければならないのは，医学的事実と主治医が患者に対して負う責務である．主治医が治療を続ける義務があると主張している以上，治療を続けなければならない」であった．また「呼吸器を外すかどうかは主治医に任すべきである．また患者が自分の意志を決定できない場合には，患者は生きつづけることを望むとするのが社会通念であり，親を代理人にすることは出来ない」として呼吸器を外すことを認めなかった．

カレンの両親が，ミューア判事の裁定を取り消すよう州高等裁判所控訴審に控訴した後，ニュージャージー州最高裁は「事案の重要性を鑑み，控訴審での審理を省略して最高裁が直接審理する」と異例の決定を下した．

翌年の1976年3月31日，州最高裁は高等裁判所の裁定を覆した．「父親を代理人とする」ことを認め，裁判官7人の全員一致によって「いのち尊重の大原則よりも，死を選ぶ個人の権利が優先されるべき，治療をつづけても回復の見込みがない場合には人工呼吸器を止めてよい」と逆転判決を下した．

この判決に対して，州，主治医，入院先の病院などを代表する弁護士たちは，「カレンの両親の請求を認めることは『安楽死』合法化に道を開く」と反論した．それまでのアメリカは尊厳死に対しカトリック（キリスト教）の考えから，「積極的安楽死は神の意思に反する」とする反発が強かったなかで，カレン裁判が「尊厳死」を認める初めての判例となった（香川 2006）．

　1976（昭和51）年4月1日，朝日新聞はカレン事件の裁判について報じた．このときの新聞記事が「尊厳死」という言葉を用いて本件を報じたことにより，「尊厳死」という言葉が日本で知られるようになった．

（2）終末期医療と尊厳死

当事者の意思はわからないままの延命医療

　救命医療の進歩により，自発呼吸が出来なくても，意識が無くても，口から栄養を取れなくても，心臓を動かすことが可能になり，植物状態，脳死状態でも一定期間，生命を保つことができるようになった．医療・科学の発展の恩恵を享受してきた我々は，一方で死の在り方を再考せざるを得なくなったのである．

　不治の病であっても，死が迫っていても家族としては僅かでも望みをもつであろうし「出来るだけのことをしてほしい」と願う．ところが，「生きていて欲しい」という家族の願いや医療者による延命治療が，患者に苦痛を与えているかもしれないと考えられるようになってきた．延命治療は当事者が本当に望んでいることなのかという疑問が浮上してきたのである．

　終末期医療の在り方は，医療者や家族が決めるには重い課題である．患者本人が終末期の在り方を決めておけば，本人と家族がある程度納得できる死への移行となるかもしれないが，日本では，元気なときに延命治療をするかしないかなどの意思表示をしている人はまれである．したがって突然の事故や急病によって意思が表明できない事態になった場合，当事者の意思はわからないまま周囲の者が終末期の在り方を決断しなければならない．

カレン事件の日本尊厳死協会への影響

　先述のカレン事件の報道は，日本でも少なからず影響を与えた．1975（昭和50）年6月，日本でもすでに太田典礼らが発起人となって日本安楽死協会が発足していた．安楽死（euthanasia：エウターナシア）とは，本来「良き死」という意味である．しかし，ナチス・ドイツの障がい者安楽死計画（第5章参照）によって，この言葉には弱った者は殺害するというイメージがまとわりついていた．日本安楽死協会は，カレン事件の日本での報道の際に登場した「尊厳死」とい

う言葉に影響を受け，ナチス・ドイツ以来の安楽殺人的ニュアンスをもった「安楽死」という言葉を使うのではなく，1983（昭和58）年に日本尊厳死協会と名称をかえた（沖他 1991）.

　安楽死運動の発端は，身体的苦痛を与えながら延命治療を強制することへの批判であったが，鎮痛・緩和医療が進歩すると，苦痛から解放するためとした積極的安楽死が必要なくなっていった．しかし，同時に医療技術の進歩は，心拍・呼吸停止を人為的に遅延させることが可能になり，植物状態・脳死状態の人を作り出す結果となった．その状態を長く続けることは「尊厳が保たれていない」と考える人たちによって，「安楽死」ではなく「尊厳死」という表現を選ぶことになる（「尊厳が保たれていない」という主張については慎重な議論を要する）.さらに，ここには高齢化社会の問題もあった．認知症が進行した際には，延命治療をしない自然死を望む人が増えてきたことも当時の日本安楽死協会の存在の意味を変えていくものであった．2020年の日本尊厳死協会会員数は，10万6208人（男性 7 万708人　女性 3 万5500人）である.

リビング・ウイル

　日本尊厳死協会は，尊厳死を選択する場合，自分の意思を証明する「リビング・ウイル」（事前指定書）を書き，延命治療の拒否を書き留めておくことを提唱した．誰でも死ぬ運命にあるのだから，死を前にして事前指示書を残しておくべきとしている．「治る見込みのない病態に陥り，死期が迫ったときには，苦痛を和らげるための十分な緩和医療はしてもらい，延命治療は断る」と指示した「リビング・ウイル」（終末期医療における事前指示書）を登録管理している.

（3）アドバンス・ケア・プランニング（Advance Care Planning：以下 ACP と表記）

　ACP とは，現在の病気だけでなく，理性的判断ができなくなることや意思決定能力が低下する場合に備えて，あらかじめ，患者本人と家族が医療者や介護提供者などと共に，終末期を含めた今後の医療や介護について話し合うことであり，また意思決定が出来なくなったときに備えて，本人に代わって意思決定をする人を決めておくプロセスを意味する（木澤他 2015，角田 2019）．このプ

ロセスが「人生会議」と呼ばれたこともある（厚生労働省が作成した人生会議のポスターが物議をかもした）．この話し合いや決定は，繰り返し行われ文書として残すことになっている（木澤他 2015）．ACP により作成される文書は，当該医療施設や介護施設にとっての事前指示書に該当するものである．

　ACP が提案される前のアドバンスディレクティブ（Advance Directive：以下 AD と表記）では，患者が将来を予想すること自体が困難，その時点の選択が最終段階のときも同じかどうかわからないなど，最終局面での本人の意思という面で問題が多かったという（木澤 2017）．

　しかし，「最終局面での本人の意思」というならば，いよいよ死へ移行する段階で本人が何を求めるかがわからないのは，ACP も AD と同じではないだろうかと筆者は素朴な疑問をもつ．ACP 推進派は話し合いのプロセスが重要であると主張する．

（4）尊厳死とはなにか

　近年，抗生物質，輸液，経管栄養，心肺蘇生，人工呼吸器，透析，臓器移植など，生命維持のための医療技術が進歩してきた．これらの技術向上によって，必ずしも生活の質（Quality of Life: QOL）が良いとは思えない状態でも延命できるようになった．すると，臨床の現場では，患者本人，家族，医療者のなかで，さまざまな苦悩がわき起こってくる．なかでも「この状態をいつまでも続けていくことは本人にとってどうなのか」という疑問による葛藤が顕著になる．そこに安楽死，尊厳死，自殺幇助といった概念が浮上してくるのである．これらについて解説していこう．

① 安楽死の3分類と尊厳死との関係

　オランダでは，1990年「遺体埋葬法」が改正されたことで，安楽死は刑法犯罪ではあるが，要件を満たしていれば不可抗力によって違法性が阻却され検察が起訴しないことになった．2002年に「要請による生命の終結および自殺幇助（審査手続き）法」により，医師が致死薬を処方して自殺を助ける行為も合法とした（五十子 2002）．

　日本においては，1995年の東海大学安楽死事件判決で横浜地方裁判所が，積

極的安楽死，消極的安楽死，間接的安楽死の3分類を示した．

　積極的安楽死は，薬剤等を使って人為的に患者を死に導く行為である．消極的安楽死とは，人工呼吸器使用中止や認知症患者に胃瘻を造設しないなど生命維持や延命のための措置をしないことである．間接的安楽死とは，鎮静剤などの多量投与によって死期が早まることをいう（有馬 2019）．

　積極的安楽死は，何らかの行為があるので，「作為」であり（いわゆる「安楽死」），消極的安楽死では，生命維持や延命を「しない」ことであるから「不作為」となる（「尊厳死」）．ただ，消極的安楽死が「不作為」といっても，はじめから措置を差し控える場合は「不作為」でよいが，人工呼吸器など開始してしまった措置を中止するとなれば，スイッチを切る，管を抜くなどの作為的な動作があり混迷する（水野・前田 2007）．しかし日本尊厳死協会は，尊厳死を「延命措置の不開始（不作為）または中止（作為）」といっているので，消極的安楽死を尊厳死と表現しても差し支えないだろう．平穏死や自然死も，この尊厳死と同じ意味で使われる．

　間接的安楽死では，医師の「意図」が重要な鍵となる．鎮静をかけている際，医師は患者の死期が早まることを意図しているのではなく，患者の苦痛緩和を目的としており，鎮静によって死期が早まる効果を伴うことがあったとしても，死が早まる効果を目的としていないと考えられている．つまり，鎮静によって患者の死期が早まることが，可能性として予見されていても，死期の早まりは「意図」されているものではないとする（沖 1991）．したがって鎮静を間接的安楽死と呼ぶのは不適切だという意見がある．

② 自殺幇助

　米国では，オレゴン州，ワシントン州，バーモント州，カルフォルニア州，コロラド州とコロンビア特区，他にオランダ，ベルギー，ルクセンブルグ，カナダ，オーストラリアの一部の州で致死薬の処方が合法化されている．世界初で致死薬処方を認めたオレゴン州の尊厳死法（1997年）では，患者の病態が終末期であること，患者に判断力があり精神疾患やうつ症状がないことが，処方を受けられる条件とされている．オランダ，ベルギー，ルクセンブルグでは，処方だけでなく投与も認められている（盛永 2016）．またオランダでは，リビ

ング・ウィルによって将来的な致死薬投与の申請ができ，本人に判断力がなく
なったときでも，申請書が残っていれば，致死薬の投与が可能となっている
（甲斐 2015）．日本では，医師が塩化カリウム，筋弛緩剤などの致死薬を処方，
投与することは認められていない．

③ 安楽死，尊厳死の是非をめぐる問い

このように，①と②の立場を知ると，次のような問いが浮かんでくる．

- 死を早めることが，他者から見て，あきらかにその人の利益にならない
  場合でも，本人が死にたいと強く希望したら本人の希望を尊重して死な
  せてよいという「自己決定絶対の立場」が，安楽死・尊厳死の根拠にな
  りえるかどうかが判然としない．
- 自己決定という言葉には，偽りの魔力も潜んでいる．本人は生きたいと
  思っていても，治療費や介護の負担など，家族の利益を慮って「死にた
  い」と発言することが予想される場合がある．他者に影響されない純粋
  な自己決定は存在するのかという問題である．
- 幸福であることが「生きるか死ぬか」の決定要因であり得るのかという
  視点からも考えなければならない．ここには「幸福とは何か」という
  各々に固有で一般化が難しい命題が立ちはだかる．

注
1）太田典礼は，産婦人科医で国民優生法が優生保護法に改定される際に加藤シズエらと
  人工妊娠中絶を合法化させた人物として知られている．

第3章

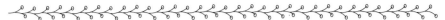

脳死・臓器移植
──「脳」のゆくえ──

　17世紀近代哲学の父といわれたデカルト（René Descartes 1637）の思想は，近代医学発展の根底にあった．

　デカルトは，「我思う故に我在り」という言説を学問の基礎におき，人間の身体を精巧な機械と認識する心身二元論を展開した．

　デカルトの思想から脳死に関して生起する疑問を挙げてみる．「我思う」脳の機能が停止した時点で我は存在しないのか？「我思う」ができない人間の身体はもはや単なる物質となるのか？　脳が機能していなくても「我思う」はどこかに残っていないのか？　など．

　このような疑問を導くデカルト哲学に対して，梅原猛（1992）は断固反駁する．「思惟する人間は絶対的に優越するというデカルトの思想は，人間を思い上がらせ，科学技術によって自然を支配できるという思想を生んだ．人類は，核戦争の危機，環境破壊の危機，人間の内面破壊の危機の3つの危機に直面している」と梅原は言う．

　本章では，賛否両論ある脳死・臓器移植について概説する．

1　臓器移植と脳死

（1）臓器移植法

　臓器移植とは，重い病気により心臓や肝臓などの臓器の機能が低下し，他の治療法がない場合に，臓器提供者の臓器を移植し健康を回復しようとする医療をいう．

　1950年代以降，人工呼吸器などの延命装置が開発され，脳機能が停止していても呼吸を確保し心拍のある状態を保つことができるようになった．当初その

状態は「超昏睡」「不可逆的昏睡」といわれ，もともとは，「生」の範疇だった
が，1968年「ハーヴァード大学脳死判定基準」が「脳死」と「呼びかえ」た
（徳永 2013）．ここでは不可逆昏睡を検討する目的について，「あくまでそれを
死の新基準として確定することであり，不可逆昏睡の人を臓器提供者にする際
に論争を生じさせないようにすることである」とあからさまに宣言している
（小松 2004）．心臓移植をすすめるためには不可逆昏睡の人を是が非でも人の死
であるとすることが「ハーヴァード大学脳死判定基準」の目的であったと小松
美彦（2004）はいう．

　1997（平成9）年，日本でも脳死の状態になった人からの臓器提供について
「臓器の移植に関する法律」（臓器移植法）が定められた．これによって斡旋を含
め臓器売買を禁止した．施行後，1999（平成11）年に初の脳死・臓器提供が実
施されたが，その後も実施数は少数にとどまった．1997（平成9）年の旧法で
は小児患者への移植は閉ざされていたため，心臓移植を求める患者は，海外に
渡航して移植手術を受けていた．2009年（平成21）に臓器移植法は改正される．

（2）臓器移植法 改正

　2009（平成21）年7月13日に「臓器の移植に関する法律の一部を改正する法
律」が成立し，小児からの臓器提供などが可能となった．

　改正された点は以下となる（厚生労働省健康局 2010，一家・池谷 2010）．

① 旧法下においては本人の明示の意思表示と家族の承諾がある場合にの
　み臓器提供が可能であったが，改正法では，本人の積極的な拒否の意
　思表示がない場合に家族の拒否がなければ臓器提供が可能という拡大
　された同意方式を採用した．（簡単に言うと，運転免許証や保険証の裏などの
　臓器提供に関する意思表示項目の「3．私は，臓器を提供しません．」にチェックを
　していない，つまり「臓器提供をしない」と言っていないので，家族が承諾すれば
　臓器提供できるという意味である．）

② 小児からの臓器提供を承認する方向に改正された．従来は「臓器の移
　植に関する法律施行規則」の2条1号が，6歳未満の者に対しては脳
　死判定を行わないことを定め「臓器の移植に関する法律の運用に関す

る指針（ガイドライン）第一書面による意思表示ができる年齢等に関する事項」が，「法の運用に当たっては，15歳以上の者の意思表示を有効なものとして取り扱う」と定めることが，小児からの臓器提供の障がいとなっていた．しかし，改正法により臓器提供意思表示の年齢制限がなくなり，拡大された同意方式を採用することで，親の承諾だけで脳死状態の小児からの臓器提供が可能になった．

③ 臓器提供を希望する者は，親族への優先提供を書面により意思表示することが可能になった．優先提供できる親族の範囲については，配偶者（事実婚は除く），子及び父母（養子及び養父母の場合は特別養子縁組に限る）とする．特定の親族に対して優先提供する意思表示をした場合には，上記範囲の親族一般に対して優先提供を希望したものとして扱う．ただし，その特定した親族以外への臓器提供を拒否することが明らかな場合には，その特定した親族を含めて臓器提供は一切行われない．親族に優先提供する意思表示をした者が自殺した場合には，一般的な臓器提供を希望したものとして扱う．親族以外の特定者に優先提供する意思表示をした場合には，一般的な臓器提供を希望したものとして扱う．以上のルールに基づく親族への優先提供は，親族が事前にレシピエント登録をしており，医学的な条件を満たすことを前提とする．

④ 虐待を受け死亡した児童からの臓器提供を一切禁じる．虐待死させた親の承諾に基づく児童からの臓器摘出を認めるべきではないこと，いわば証拠隠滅の防止という考え方が基本にある．「虐待を受けた児童が死亡した場合」とは，虐待が直接の死因であるとは断定できないが，虐待が死亡に深く関与していた疑いのある場合も含む．なお，医師が児童虐待を発見し，防止することは，児童虐待の防止等に関する法律にも定められており（5条，6条），臓器移植とは関係なく義務付けられている．

⑤ 国及び地方公共団体は，国民が移植医療に対する理解を深めることができるための啓発及び知識の普及に必要な施策を行うことになる．その具体的な方法とし，提供意思を運転免許証，医療保険証などに記載できるようにした．

⑥ 人の死の概念に関わることとして，「脳死した者の身体」とは，その身体から移植術に使用されるための臓器が摘出されることとなる者であって脳幹を含む全脳の機能が不可逆的に停止するに至ったと判定された者の身体をいうと定めた．改正後も「死体」ではなく「脳死した者の身体」，「遺族」ではなく「家族」という用語を用い，脳死一元説に反対する立場への配慮がある．つまり，脳死を人の死とするのは臓器移植の場合に限られ，脳死は一律に人の死であるとは言っていないのである．

　厚生労働省から各都道府県知事，指定都市市長，中核市市長にあてた通達に，「脳死が人の死であるのは，改正後においても改正前と同様，臓器移植に関する場合だけであり，一般の医療現場で一律に脳死を人の死とするものではない，というものであるので，十分御留意の上，関係者への周知，広報に当たっては，配意をお願いしたい」とあった．（臓器の移植に関する法律の一部を改正する法律及び臓器の移植に関する法律施行規則の一部を改正する省令の施行について．厚生労働省健康局（2010）から．下線は筆者による）

2　脳死

（1）脳死とは

「死」の判断に用いられてきたものはいわゆる「心臓死」である．この場合も心臓という1つの器官死によって「死」と言っているのではい．心拍の停止，呼吸停止，瞳孔散大（脳幹反射消失），つまり循環器系，呼吸器系，脳神経系の臓器死をもって慣習的に死と判断されている．

　ところが，救命救急医療の進歩によって脳の機能に障がいがある場合でも人工呼吸器などを装着することで肺と心臓を動かしておくことができるようになった．これによって脳が機能を失っても，呼吸や心拍が維持されている状態である脳死がつくり出された（小松 2004）．日本脳波学会は脳死を，回復不可能な脳機能（大脳半球のみでなく，脳幹を含む全脳）の喪失と定義している．

　現段階で脳死を一律に人の死とはしていない．臓器移植法のなかでも「脳死

した者の身体」と表現している．「脳死した者の身体」とは，脳幹を含む全脳の機能が不可逆的に停止するに至ったと判定された者の身体をいう．では脳死はどのように判定するのであろうか．

① 脳死判定基準（厚生省脳死に関する研究班：いわゆる竹内基準）

日本の脳死判定基準は，当時杏林大学竹内一夫教授が班長として作成された1985（昭和60）年の厚生省基準が唯一である．

1 ）深昏睡（脳幹（三叉神経）：痛みに対して反応しない，大脳：痛みを感じない）

2 ）自発呼吸の消失（自力で呼吸できない）

3 ）瞳孔の散大と固定（目の瞳孔が左右とも直径4ミリメートル以上開いたままで外からの刺激に反応しない）

4 ）脳幹反射の消失（咳反射がない，角膜反射，前庭反射，対光反応がない，咽頭反射がない，眼球頭反射がない，毛様脊髄反射がないの7つの反射がなくなる）

5 ）平坦な脳波

1 ）〜4 ）がすべてそろった場合に，正しい技術基準を守り，脳波が平坦であることを確認

6 ）6時間以上経過した後の同じ一連の検査（2回目）
状態が変化せず不可逆的（二度と戻らない状態）であることの確認

（小松 2004）

註：臓器移植法の2009年の改正で，脳死判定は臓器移植を行うときにのみ実施するとしている．また脳死判定は，臓器移植にかかわらない医師が2名以上で行うこととしている（日本脳死移植ネットワークホームページ https://www.jotnw.or.jp）．

② なぜ脳死・臓器移植を必要とするのか

たとえば腎臓移植の場合，心臓死後でも間に合うが，脳死段階で摘出した腎臓の方が，臓器の生着率が高いという結果がでている．腎不全では透析療法があるが，社会復帰，QOL（生活の質）の向上については移植の方が優れている．ただし生存率については，透析療法と移植では有意差はない．ちなみに心臓移植についても心臓移植した場合としない場合での1年後の生存率にあまり差が

ないことが報告されている（小松 2004）.

　さて，脳死・臓器移植が要請された理由についての話に戻ろう．心臓や肝臓は心臓死した人のものは使えない．「臓器として生きている状態の心臓や肝臓がほしい」ということは，「心臓が動いている人の心臓がほしい」となる．しかし心臓が動いている人の心臓を摘出することは殺人罪に問われる．そこで「脳が死んでいる人は，いずれ心臓死するので，その前に，首から下の身体が生きている状態のときに心臓や肝臓をいただけないか」となり，臓器移植のための摘出なら殺人にならない新しい死，「脳死」が要請された．心臓肝臓移植には「臓器として生きている」状態が必要なので，脳死段階での摘出は必須条件となる.

　臓器移植法で「脳死した者の身体」からの臓器摘出が認められた．ここでは「脳死した者の身体」という表現にとどめている．学識者の間で「脳死は人の死か」という問いについて議論されるが，それぞれの立場の意見があり，この問いの前で立ち往生してるのが現状である．「脳死は人の死か」という問いを，一旦，据え置いたまま，臓器移植法によって「脳死した者の身体」から移植目的に限って臓器摘出ができるのである.

（2）臓器提供に同意した家族の心情

　移植コーディネーターと家族との面談時間の平均をみると約60分（厚生労働省 2015）である．その面談のなかでの家族の生々しい心情が記述されている．脳死・臓器移植に関する統計的データよりも，数字に回収できない，統計に埋没した個別の患者家族の思いに目を向けてみたい（日本臓器移植ネットワークによる臓器あっせん業務の状況の検証結果).

　　○家族から聞かれた言葉
　　　・本人の最期の時期を決めるのは負担．他の家族と再度話し合いたい.
　　　・体が温かいので決められない.
　　　・本人は美意識が高いので傷口はできるだけ小さくしたい．提供する臓
　　　　器の範囲を決めたいので，少し考えたい.
　　○脳死下臓器提供と心停止後臓器提供，どちらの方法を選択するか悩む家族

・たくさんの人を助けたいので脳死下で臓器を提供したいと思うが，家族の中には最期まで（心臓が止まるまで）見届けたいと思う者もおり，家族内で相談したい．

・本人の意思を尊重したいが，心拍動があるままで死亡宣告がなされ，臓器摘出手術が開始されることには抵抗感がある．しかし，心停止後の臓器提供では提供できる臓器が限られるので，本人意思を最大限活かすためには，脳死下臓器提供が良いと思った．

○情報公開によりプライバシーが保護されない可能性への懸念を示す家族

・情報公開をすると，本人が特定されてしまうのではないかと心配．

・狭い地域なので，情報公開をすることで近所にわかってしまうのではないか．

・周囲から，何を言われるのかわからず不安．

○家族が脳死下臓器提供を承諾した理由

〈本人意思事例の場合〉

・本人が元気な頃に家族間で臓器提供について話し合い，本人の臓器提供の意思を直接聞いていた．

・本人の意思があるなら本人の希望通りに臓器提供の意思を叶えてあげたい．

・当初は家族の一部で本人の体を傷つけたくないなどの不安があったが，コーディネーターの説明を聞いたことでわからないことや不安が解消でき，家族間で十分に話し合った結果，本人の意思を活かしてあげることが我々にできる最後のことだということになった．

・本人の強い意思を尊重し実現させてあげることが残された家族のつとめだと思う．また，本人の命がだれかによって生かされていくという，明るい光が私たち家族の大きな救いになる．

〈家族承諾事例の場合〉

・数年前に家族で臓器提供について話をした時，本人は「臓器提供は良いことだね」と言っていた．

・家族が臓器提供意思登録システムに登録していることを知り，本人は「自分も登録したい，意思表示カードを持ちたい」と言っていた．

・本人が元気な時に「もしもの時はだれかの役に立てたい」と言っていた.
・テレビで臓器移植のニュースを見て,本人は「待っている人のために役に立つならば提供したい」と言っていた.
・本人は人の役に立つのが好きな人だったので,臓器提供は本人も「提供してもいい」と言うと思う.
・このままの状態が続くことは本人にとっても可哀想であり,本人も望んでいないと思う.
・本人は日頃から人助けをしていた人だった.家族として最後に本人らしいことをしてあげたいと考えた.
・本人は無理な延命は希望しないと話していた.
・臓器提供で社会に貢献させてあげたい.
・本人の一部がどこかで生きていてほしい.
・何もかも無くなるより,人の役に立ってほしい.このまま亡くなるのは忍びない.
・助からないのであれば,最後に人の役に立つことをさせてあげたい.
・小児の臓器提供の報道を見て,病に苦しんでいる方の役に立ってもらいたいと思い決断した.
・本人が亡くなることは家族にとって大変悲しいことであるが,臓器提供という大きな希望を残してくれた.

（日本臓器移植ネットワークホームページ　https://www.jotnw.or.jp）

　本人,家族とも概ね「役に立つ」という言葉が,決断の後押しになっている.人は,社会で「だれかの役に立つ」ことに喜びを覚え,自己の存在の意味を強めている.

　「役に立つ」とは,突き詰めれば「誰か」との「つながり」のなかで成立する事柄であるから,「つながり」と「役」は自己の存在や生きる意味を際立たせる概念といえる.死をもってしても,さらに「つながり」「役目をはたそう」とする人間のありようの奥行の前には,座して黙するしかない.「役に立つ」※という言葉については,読者のなかで思考を深めてもらいたい.

※「役に立つ」とは，その裏に「役に立たない」がある．この「役に立つ，立たない」は障がい者問題に接近していくセンシティブな言葉でもあるので，慎重に扱う必要がある．「役に立たない」者は，存在に意味がないのだろうか．「役に立つ，立たない」は人間の存在の条件ではないと追記しておく．

（3）脳死・臓器移植に対する各論者の意見

　脳死・臓器移植について，立花隆は，『脳死』（中央公論社 1986）のなかで，脳死とはそもそも何であり，それは本当に人の死と認められるのかという脳死の根本問題に迫っていく．立花は，脳死・臓器移植によって心臓病で苦しんでいる人が助かるといった実利を加味して論じるのではなく，またセンチメンタリズムも排除して，どこまでも脳死の本質に迫ろうとした．その延長線上で，具に脳死判定基準を検証した上で，その不十分さを指摘し，脳血流の完全な停止を確認すべきであると主張している．また多くの知識人らも，脳死・臓器移植について各々論じている．1990（平成2）年『脳死・尊厳死』（法蔵館編 1990）のなかで述べられた各界の論者の意見を，紙幅の関係で抜粋して記した．論者らの意見の中に，脳死・臓器移植にまつわる問題が見えてくる．1997（平成9）年の臓器移植法が成立する前に発表されたものであることに意味があるだろう．

　梅原猛（哲学者）「どこに，いかに問題はあるか」

　私はやっぱり民主主義や仏教の思想が正しいと思っている．脳死は死であるというふうに認めるということ，あれはだいたい認める認めないという考え事態がおかしいんだと私は言っているんです．脳死は死であると科学的にはっきりした根拠があればいいんだけれど，脳死は死であると認めるとか認めないとは，そんな話がだいたいおかしいんだ．それは結局，臓器移植をしたいために認めるということなんで，科学というのはそんないいかげんなものじゃないと思う．はっきりした論理的根拠があれば，私は認めますよ．でも，はっきりした論理的根拠もなくて，脳死にしたいために死の概念を変えるということはどうしても許せない．

　私は必ずしも臓器提供に反対じゃないんだ．やっぱり自分の意思，自分は臓

器提供の意思ありということをなんらかの形ではっきり文書でもって公言して
おく．そして家族もそれを承認する．脳死になったら医学を信用して，他人の
為になりますという意思をはっきり生前示していることが絶対の条件です．脳
死で死んだから臓器を提供するんじゃなくて，脳死という限りなく死に近いけ
れどもまだ死んではいないが，その生の可能性をすてて身体を提供する，それ
は菩薩行ですが，その菩薩行を補助することは罪にならない．

　養老孟司（解剖学者）「脳の死とはどういう現象か」
　脳死はなぜわかりにくいのだろうか．それは第一に，生と死の区別が，厳密
に考えると，明瞭でないからである．（中略）現代人の死に対する思考は，鎌倉
時代以降，進歩していない．当時は，九相観と言って，「人は死ぬまでに九つ
の相を経る」と言った．そこで，死んでからバラバラの白骨になるまで，九段
階に分けて，絵を描いた．これなら，確実に死ぬまでに，少なくともひと月ぐ
らいはかかる．いまでは，世の中が忙しいから，そこまで確実に死ぬことは，
要求されない．しかし，人間がいつ死んだか，それがじつははっきりしないこ
とに，変わりはない．（中略）ある「器官の死」を個体死と等価と考えていいか，
という問題が生じる．心臓については，他器官と一蓮托生である以上，慣習的
にそう認められている．脳については，わが国では，脳死は個体死とはまだ認
められていない．（中略）もう一つ，脳死の基準など，私は完全に信用しない．
人間は，それほど人体のことについて，「知っている」わけではない．（中略）
あらゆる判断には，危険が伴う．それが生ではないか．

　梶山雄一（仏教学者）「意識と身体」
　死の判定は人の臓器や細胞が崩壊してゆくプロセスのなかである時点でおこ
なわれているわけである．もし肉体の全面的，完全な死を基準とするならば，
脳死判定がかりに誤っているとしても，心臓死の三徴候による死の判定も，じ
つは五十歩百歩なのである．
　あくまでも個人の覚悟の問題であるが，わたくし自身は意識の不可逆的消失
である脳死を自己の死と認めたい．
　生体からにせよ，脳死後にせよ，自分の臓器を他人に提供するということは，

仏教的にいえば，布施である．布施は，自己と他者と施物とを意識し，執着する立場でおこなわれては意味がない．

　松長有慶（密教学者）「人体は宇宙である」

　医療に対する不信以外の理由で反対する意見の中では，日本人に固有の身体観とか人生観に基づくものが，その大部分を占めている．（中略）日本人には西洋人と違った身体観が心の底に根づいている．日本人にとって，身体はその生命を失っても，心あるいは霊の宿る依り代なのである．すでに生命を喪失した遺体や遺骨を収集するのに，日本人が異常な執念をみせるのもそのためといえる．（中略）現代の科学技術は，デカルト以来の還元主義の分析的な思考法に基づいて発達した．（中略）人間の身体を個々の臓器の集合体とみなし，身体の各器官のそれぞれの働きを統括する脳の働きに生命活動の根源を認めようとする．（中略）臓器移植という医療行為は，人間の臓器を一つの機械とみなした上で，機械のパーツを交換するのと同じ意味をもつ．（中略）この場合（脳死判定）も，外部からの刺激反応がなくても，内意識の活動が残存するかどうかの問題は，まだ医学的に解決されていない．曖昧なままにそれは不問に付されているといってよい．脳死の判定そのものが，まだ未解決の問題を残している．

　阿部知子（小児科医師）「私は脳死に反対する」

　物言えぬ状態となって赤裸々なままで医療者の前に横たえられた肉体に対して，医療者側が物体としてではなく生命の尊厳をもった一個の人格として接し得るか否かは，その深い人間性に関わることでもある．通常の外科的手術あるいは麻酔時でさえ，意識なく物言わぬ患者は医療者側の感覚の中で，ともすれば一片の肉塊と化し，手術時の包布に垣間みる患者の肉体からその背後を想像することは不可能なほど雑念のない集中が，時にそこには要求されもする．（中略）私自身は医者として日常的には宗教の外にあり，仏事は親の回忌の供養と墓参りぐらいしか縁のない平均的日本人である．それでも草木に心を感じる感性をもち，死の看取りも阿吽の呼吸であると思うほどには，自然や事物と人間関係の関わりを意識しつつ生きている．西洋医学の教育を受けその合理性の中に身をおいても，絶対者としての主を媒介とし魂と肉体を分離するキリスト

教的風土や，脳死を魂の離れた肉体＝ボディとして認知していく感覚になじむ
ことはできない．

　あるマスコミ関係者がいみじくも名付けた「移植後進国」という表現は，明
治以降の西欧崇拝と，その裏返しとしての後進諸国への徹底した差別観そのま
まに，「追いつき追いこせ」型にひた走った我が国の国民意識がたどりついた
地点を反映しており，アジア人の臓器を金で買う移植のあり方と表裏一体をな
している．

　太田和夫（医師）「わたしはなぜ脳死を認め，臓器移植を推進するのか」

　人それぞれが感じることは他人がとやかくいう問題ではない．ただ現場を知
らない人が頭の中で構築した机上の空論がまかり通り，時期尚早論が幅をきか
せ，これが多くの人々を惑わし，そのため救われるべき人が死んでいく現状を
何とかしなければならないと強く感じるのである．（中略）

　ただ移植外科医のみが，頼ってくる瀕死の患者を救うため脳死が受け入れら
れるよう，その知識の普及に努力しなければならなかった．そしてわれわれが
このような移植促進の運動をすると，移植外科医は功名心にはやっているなど
と批判を受ける羽目になった．第三者的立場の人達がこれをやってくれれば移
植の必要性も理解され，脳死も受け入れられやすくなるのだが，移植外科医が
これをやらなければならないところにわが国における移植医療の悲劇があるの
ではないか．

　移植，脳死に関係した論文を書く人達は，必ず一度は現場にこられ，提供し
た遺族に接し，移植を受けた患者の話を聞くなど，是非実行していただきたい
と思う．（中略）そうすればなぜ私が脳死を認め臓器移植を推進するか，わかっ
ていただけると思う．

（4）脳死・臓器移植に投げかけられる疑問とは

　ここまで脳死・臓器移植について概観してきた．最後に脳死・臓器移植に対
してどのような疑問が投げかけられているのかをまとめてみた．

　　① 移植そのものに反対する意見

　・他人の臓器をもらってまで生きるべきなのか

　・他人の死を期待することになる罪悪感

　・死体を損傷して臓器を取り出す抵抗感

　・生涯飲み続けなければならない免疫抑制剤

②　脳死を個体の死とすることへの抵抗

　・心臓死していない温かい身体を死体と思えない

　・脳死は人の死なのかわからない

　・現在の脳死判定基準への疑問（以下にまとめた）

▶脳死判定基準への疑問

　現在の脳死判定基準では不十分と思われるさまざまな現象が，脳死判定された人の身体に起こる．たとえば，脳死者が自ら胸の前で腕を組むラザロ徴候，ベッドから飛び上がるほどの運動（脊髄性の不随意運動と判断されたが），視床下部・下垂体系ホルモン分泌の継続，臓器摘出時の激しい血圧上昇などの報告があることから，音刺激，脳血流の完全停止確認の検査を追加すべきではないかなど，現在の判定基準に疑問が呈されている．そもそも脳，人体について人間が知りえていることは，ごく一部ではないのかという疑問が常に残るのである．

　脳死状態にある人の身体的状態や能力だけに着目するのではなく，その人を看取る家族との間に生じる機微にまで配意する必要があるだろう．脳死と宣告されても家族には「死んでいるとは思えない」感情（中村 2009）があり，それを看過できない．また森岡正博（1996）は，デカルトの「人間機械論，心身二元論」と生き延びたい「生命の欲望」は共犯関係にあるという．

　臓器移植技術の普及によって，人の身体は，交換部品としての身体となる．脳死・臓器移植の数が増えれば，その既成事実に脳死・臓器移植は，「善きこと」として，社会の中に圧倒的な威力で浸透し，新たな生命観を我々に提示してくるだろう．生命観，死生観，価値観などの漠然とした観念は，統計的数字や法律でたやすく変容する．だからこそ，1つ1つの倫理的課題を熟考する姿勢が必要となる．

第4章

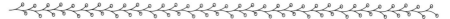

人工妊娠中絶と出生前検査
──「産」のゆくえ──

　日本での人工妊娠中絶件数は，2012（平成24）年度19万6639人，2016（平成28）年度は16万8015件で，減少傾向を示しているが，1日460件を上回る．年齢階級別にみると，「20〜24歳」が3万8561人（2016年度）と，もっとも多いという現状である（厚生労働省 2018）．本章では，人工妊娠中絶の合法化（一定の条件のもと）に関する歴史的背景，人工妊娠中絶容認の条件，妊娠22週未満という線引き問題，禁止派，容認派の意見などについて述べていく．さらに選択的中絶につながる可能性を孕んでいる出生前検査についても言及する．

1　優生保護法と人工妊娠中絶

（1）優生保護法における人工妊娠中絶の合法化
　日本では，人工妊娠中絶は原則禁止で，例外を容認するという立場である．容認の条件は現在は母体保護法により定められている．なぜ人工妊娠中絶がある条件下でみとめられるようになったのか，その経緯をみてみよう．
　近代の日本は，富国強兵策として，多産を奨励し，堕胎を認めていなかった．しかし，その反面，ナチス・ドイツの優生政策による遺伝病子孫防止法（1933年のいわゆる断種法，障がい者などへの不妊手術）の影響を多分にうけていた当時の日本は，1940（昭和15）年，断種法を中核とした国民優生法を成立させた（松原2000）．この法律の目的は「悪質なる遺伝性疾患ノ素質ヲ有スル者ノ増加を防止」することにあった．主に精神障がい者，精神薄弱者（原文のまま），ハンセン病患者がその対象とされ，1万6500人に不妊手術（優生手術と呼ばれた）が実施された（岡田2002）．　（※　断種とは精管や卵管の一部を切除または結紮して生殖機能を失わせること）
　優生思想とは「優生を増やし，劣生を減らすべき」とする思想である．優生

な者は，健康で知力もあり国力を高める人間で，戦時下では国軍の兵力となる男性，あるいはそんな男性をたくさん産める女性であるとした．劣生な者は，障がいを抱えていたり病気がちで，医療や福祉の資源を費やし，国力の足を引っ張る人間と考えられていた．障がい者や遺伝病者，ハンセン病患者がその範疇にあるとみなされた（徳永 2013）．

　戦後，社会党員の太田典礼[1]，加藤シズエ（産児制限運動家），福田昌子（産婦人科医）が優生保護法案を提出した．この法案は，強制断種をより強く押し出したものであり，また人工妊娠中絶の合法化を認めさせるものであった（岡田 2002）．その背景には戦後の日本が，食糧事情，人口抑制という問題を抱えており産児調節の必要性に迫られていたことがある．また，堕胎は「堕胎罪」として法的に認められていなかったため（斎藤 2002），闇で堕胎する女性が多く（松原 2000），そのために後遺症，死亡など事故が少なからずあったことが，女性解放運動家にとっては看過できない問題であったと思われる．1948（昭和23）年，国民優生法は廃止され優生保護法が成立した．

　したがって優生保護法は，国民優生法に中絶容認限定条項を接ぎ木したような法律であった．優生保護法は，「優生思想」がその根底にあるものなので，法律の第1条には「優生上の見地から，不良な子孫の出生を防止するとともに，母性の生命健康を保護することを目的とする」とうたわれている．つまり，優生保護法は，優生上の見地からの中絶，不妊手術を容認している法律と言っていいだろう．この頃，月経介助を軽減するために障がい女性の子宮摘出や卵巣へのコバルト照射などが行われていたこと[2]も聞きおよんでいる（当事者談）．

　また，この後，女性の地位向上，フェミニズム，女性解放運動，ウーマンリブなどの言葉が躍る時代を迎えることを考えると，これまで国から「産めよ増やせよ」と「産まされていた」女性が「子どもを今，産むか産まないかは，女性に決めさせて欲しい」という機運があったことが，人工妊娠中絶の容認が浸透した要因と考える．したがって，人工妊娠中絶の是非に関わる議論における胎児の生存権と女性の生殖決定権の衝突では，概ね女性の生殖決定権が優位にあるような印象がもたれる．

　その後，優生保護法は1996（平成8）年まで存在し，優生手術部分が削除された母体保護法となった．現在の母体保護法やその前の優生保護法に対する世

間の理解は，「中絶容認の法律」であろう．母体保護法の法律母体が，優生思想から出発したものであることは一般にはあまり知られていない．

（２）母体保護法
① 人工妊娠中絶の容認条件

　刑法第 2 篇29章　第212条　刑法216条に「妊娠中の女子が薬物を用い，又はその他の方法により，堕胎したときは，1 年以下の懲罰に処する」とあり，刑法では，中絶を「堕胎」と呼び，罪としている．しかし，母体保護法によって，以下に該当する場合は中絶が認められている（斎藤 2002）．

　母体保護法の第 1 章・第 2 条 2 項では，「人工妊娠中絶とは，胎児が母体外において，生命を維持することができない時期に，人工的に，胎児及びその附属物を母体外に排出することをいう」とされ，第 3 章・第14条で都道府県の区域を単位として認定された社団法人たる医師会の指定する医師は，次の各号に該当する者に対して，本人及び配偶者の同意を得て，人工妊娠中絶を行うことができる．

> 1　妊娠の継続又は分娩が身体的又は経済的理由により母体の健康を著しく害するおそれのあるもの
> 2　暴行もしくは脅迫によって又は抵抗もしくは拒絶することができない間に姦淫されて妊娠したもの

とし，該当する者の人工妊娠中絶を認めている．

　これら 3 つの要件（母体の身体的理由，経済的理由，強姦）のうち，経済的理由の拡大解釈によって中絶が可能になっている場合が多い（蔵田 1998）．人工妊娠中絶の理由としての経済的理由が削除されると，人工妊娠中絶を求める女性のほとんどは人工妊娠中絶が不可能になることは想像に難くない．1972（昭和47）年の母体保護法改正案で，「経済的理由」を削除して「胎児条項（胎児に障がいがあることを理由に中絶を認める）」を入れるか否かが審議されたが，結局廃案になった．その理由は，女性運動活動家，女性議員などの猛反発があり，さらに日本家族計画連盟，日本医師会などからの組織的反対運動による「経済条項削除への断固たる阻止」活動が強力に行われ，また優生政策への逆戻りを危

惧する障がい者団体や野党の「胎児条項」への強い抵抗感と反発があったからである（松原 2000）.

② 人工妊娠中絶が認められる通常妊娠22週未満という基準

　人工妊娠中絶が認められる通常妊娠22週未満という基準はどのようにして決定されたのであろうか.

　母体保護法の第 1 章・第 2 条 2 項で,「人工妊娠中絶とは, 胎児が母体外において, 生命を維持することができない時期に」とあるところに注目してみる.「生命を維持することができない時期」とはどのように定められたのであろうか.

　優生保護法が施行された1948（昭和23）年から 5 年後の1953（昭和28）年, 厚生省からの通知「優生保護法の施行について」のなかで, 人工妊娠中絶の時期は「通常妊娠 8 か月未満」とされていた. 1990（平成 2 ）年には「通常妊娠22週未満」に改正された. 武田・佐藤（1989）は, 1988（昭和63）年の 1 年間で流早産児266名の保育状況を調査した結果, 妊娠22週以前で出生した 7 例の全てが24時間未満での早期新生児死亡であったと報告している. 妊娠23週での生存は 5 例中 1 例で, 抜管困難であったが, 6 か月生存した. つまり, 妊娠24週未満の胎児は母体外で生命を保続する可能性があるとなり, 胎児が母体外で生命を保続できる限界を妊娠22週とした.

　胎児の生存限界, つまり胎児が母体外において生命を保続することのできない時期が, 周産期医療水準の向上によって早められていったと理解できる. しかし, この結果は, 高度周産期医療, 新生児集中治療室を備えた施設で最大の救命措置が施されたケースであり, 妊娠22週以降に出生した新生児全てに対して積極的救命を支持するということではない. 22週で出生した児に対する蘇生, 救命, 治療についての倫理的判断が人工妊娠中絶とは別の問題として存在している（櫻井 2009）.

③ ロウ対ウェイド判決

　母体外生存可能性については, 米国での「ロウ対ウェイド判決」で法的に支持された（当時は妊娠24週であったが）. この判決では, 妊娠を終わらせるかどうかを決定する権利は, 当の女性が有しているという主張を認め, 中絶の権利は,

憲法上保障されている思想の自由に当る個人のプライバシーの権利に含まれることを明言した．同時に，最高裁判所は胎児が母体外でも生存可能になる時期以降は，州が人工妊娠中絶を禁止する権利についても一定範囲で認めた（麦倉 2005）．

　当時欧米のほとんどの国では中絶が禁止されていた．これに対して改正運動が起こったのは，当時妊婦によって鎮静剤として広く使用されていたサリドマイドが原因で，次々と奇形児が生まれてきたことがきっかけであった．サリドマイドと先天性異常との関連性が明らかになる直前までサリドマイドを服用していた妊婦たちが，ヤミの中絶手術を受けた結果，障害を負ったり命を落としたりする事件が相次いだ．このような状況から中絶擁護の運動が形成され，政治的な影響力をもち始め，この判決につながったのだった．しかし「胎児は生存権をもつのか否か」という問題は「棚上げ」された格好となった（麦倉 2005）．

　この判決以後，米国の世論はプロ・ライフ（胎児の生きる権利から中絶反対の立場）とプロ・チョイス（女性の選択の権利から中絶容認の立場）に二分された．

（3）人工妊娠中絶 禁止派と容認派
① 禁止派
　禁止派としては，キリスト教的立場の「妊娠は神からいのちを授けられたのだから，人為的に葬り去ってはいけない」という意見が専らの主張となる（池端 2009）．ここでは，いのちを授けられた瞬間をいつと解釈するのかが問題となる．「受精時」とするのか，「着床時」とするのか，「胎動」を神の息吹が吹き込まれた瞬間とするのか，と人知を越えた困難な議論が待ち構えている．ローマカトリック教会では，受精した瞬間から人間であると明言しており，したがって受精卵も人間であるとしている．さらに，生まれていない人間は，罪のない人間で，何の抵抗もできない罪のない人間を殺すことは，生まれている人間を殺す以上に許されないと主張する（池端 2009）．

　ここでは「胎児は人間か」という論点が浮上し，それに伴ない「どこからが人間なのか」という議論もおこる．受精卵から誕生にいたるプロセスは連続的なものであり，胎児が人間か人間でないかの境界線というものは存在しておら

ず，また，22週未満という母体外生存不可能性の線引きについても新生児医療
の進歩によって今後変化するとしたら，これも不確定な線引きである．

② 限定的容認派

　ジュディス・トムソン（Judith Jarvis Thomson 1971）は，論文「人工妊娠中絶
の擁護」で，「女性の身体は，胎児（別人格）に拘束される義務がない，つまり，
女性は自身の身体を自由にする権利がある．またレイプによる妊娠の場合，自
発的な性行為によるものでは決してないため，女性には責任はなく，まだ生ま
れていない胎児に自分の体を栄養源および宿泊所として使用する権利を与えて
はいないということを前提として考えてよいだろう」と述べている．したがっ
て，妊婦のいのちが危ないときは自己防衛として人工妊娠中絶は容認され，レ
イプなどによる同意なき妊娠は人工妊娠中絶してもよいと結論づけられる．

③ 急進的容認派

　M. トゥーリー（Michael Tooley 1972）は論文「人工妊娠中絶と嬰児殺し」の
なかで，人工妊娠中絶のみならず嬰児殺しも道徳的に是認されるという衝撃的
な主張をした．

　トゥーリーは「生物学的人間というだけでは生存権はなく，人格（パーソン）
を有する人間のみが生存権（right to life）をもつ．人格（パーソン）とは，自己
意識があり，持続的に主体としての自我の概念を有していることをいい，自己
意識のない胎児，嬰児（新生児）を障がいなどの事情で殺すことを容認できる」
と主張した．生存権をもつパーソンであるためには，「自己の生存権」を要求
できる持続的な意識が必要で，この自己意識が生存権の主体である人格である
ための条件（蔵田 2004）であるという．「胎児や新生児はまだ自己意識をもって
いないと思われるので，持続する自己の概念をもっていない．したがって生存
に対する権利はもっていない」とした．このパーソン論に対して，なぜ，自己
の生存を欲求するために自己の概念をもつ必要があるのかが，よくわからない
という批判がある（江口 2007，2011）．

　このトゥーリーのパーソン論は，すべり坂論法的[3]に重症の認知症高齢者，精
神障がい者，病気やけがなどで一時的に意識を失なっている人，植物状態の人，
脳死状態の人を「人格ではない」とされる危険性を孕んでいる．当然，トゥー

リーのパーソン論は論争になった．自然な直観的道徳意識からは違和感をおぼ
えさせるものであり，弱いものが切り捨てられる思想であると批判された．

　H. T. エンゲルハート（H. Tristram Engelhardt Jr. 1988）は，「社会的な意味で
の人格」を主張し，厳密な意味では胎児は人格ではないが，社会的には，あた
かも人格であるかのような存在と考え，人格概念の拡張を行った．森岡（1988）
は，家族になりつつある胎児が，人格（パーソン）であるかどうかが問題なの
ではなく，家族にとってどのような存在（かけがえのない他者）であるかを重要
に考えるべきだと主張する．

④ フェミニズム（女性権利擁護論）

　人工妊娠中絶容認を後押しする勢力として「リプロダクティブ・ライツ」
（生殖の諸権利：性と生殖に関わる女性の権利）を主張するフェミニストの存在も大
きい（麦倉 2005）．

　「赤ちゃんにも生まれてくる権利があるでしょう」という一般的な人の直観
的な気持ちによって胎児の生存権を認めたい感情も承知できる．この直観的倫
理感を持ち出すことで「女性の生殖決定権」と「胎児の生存権」が衝突する．

　中絶するかどうかで悩む女性のほとんどは，「私の決定権」と「胎児の生存
権」の狭間で葛藤するのである．1人の女性の中で，中絶するか否かの葛藤が
起こるということは，不文律の「胎児の生存権」が声なき圧力として人のなか
に存在しているということの傍証であろう．いくら理論武装しても，直観的違
和感や罪悪感を払拭できないとしたら，個々の中にある葛藤や苦悩にこそ援助
のまなざしが向けられるべきであろう．

2　出生前検査

　出生前検査とは，妊娠中に胎児の発育，異常の有無を調べるための全ての検
査をいう．特に先天性疾患，染色体異常，遺伝子レベルの変化などを調べる遺
伝学的検査は，狭義の出生前検査として知られている．近年，母体血清マーカ
ー検査，超音波検査によって胎児の首の後ろのむくみ（Nuchal Translucency:
NT）の厚さを調べて特定の染色体異常の可能性を調べる検査が行われてきた

（佐々木 2015）．2012年に母体血胎児染色体検査など非侵襲的新型出生前検査（Non-Invasive Prenatal Testing: NIPT）が発表された（斎藤 2013）．これら妊婦の血液検査という非侵襲的検査が普及したことで，妊婦や家族の不安を引き起こすことになった（横瀬 2008，菅野 2018）．

（1）検査方法（西山 2015）

まず，予備知識としての検査方法について概説する．

① 羊水検査（侵襲的・確定的検査）

妊娠15〜16週以降に，羊水に含まれている胎児細胞の染色体異常の有無を調べる．

② 絨毛検査（侵襲的・確定的検査）

妊娠10〜14週に胎盤の一部になる絨毛組織中の胎児細胞から胎児の染色体異常の有無を調べる．

③ 母体血清マーカー検査（非侵襲的・スクリーニング（非確定的）検査）

妊婦の血液測定によって，胎児の21トリソミー（ダウン症候群），18トリソミー，開放性神経管欠損症（二分脊椎症，無脳症など）のあくまで確率を調べる．α-フェトプロテイン（AFP），ヒト絨毛性ゴナドトロピン（hCG），エストリオール（uE3）を測定するトリプルマーカーテストと，これに Inhibin A を加えたクアトロテストがある．

④ 超音波検査（非侵襲的・非確定的検査）

超音波で，胎児の首の後ろのむくみ（NT），静脈管血流量，心臓の三尖弁逆流，鼻骨低形成・無形成の有無を見て，胎児の染色体異常の可能性を調べる．（通常の妊婦健診の超音波検査とは別）

⑤ 妊娠初期コンバインド検査（非侵襲的・非確定的検査）

妊婦の血液測定と胎児の首の後ろのむくみ（NT）測定を組み合わせて，胎児がダウン症候群，18トリソミーかどうかの確率を調べる．

⑥ 新型出生前検査（NIPT）（非侵襲的・非確定的検査）

妊婦の血液測定によって胎児の DNA を検出し，胎児の21トリソミー（ダウン症候群），18トリソミー，13トリソミーの可能性を推測する．陽性

と判定された場合でも羊水検査などによって確定的検査をしなければ診断には至らない.

（２）母体血清マーカー検査の限界と妊婦の不安

　母体血清マーカー検査のクワトロテスト（妊婦血液で4項目を測定する）を受けた妊婦1万9112人中，確率1/295より高い陽性結果が出た妊婦は，1763人で約9％だった．その陽性者のうち，実際にダウン症候群であったのは39例，つまり2.2％であった．（クアトロテストを提供しているラボコープ・ジャパンより）これは，スクリーニング検査が陽性であっても97.8％はダウン症候群ではなかったということでもある．逆にスクリーニング検査が陰性（確率1/295以下）となった妊婦の胎児99.9％は実際にダウン症候群ではなかった．ところが，スクリーニング検査が陰性であった妊婦1万7349人のうち6例（0.03％）がダウン症候群であった（西山 2015）.

　このような確定的でない検査の結果を受けて，妊婦が羊水検査（羊水穿刺）などの侵襲的な確定的検査をうけるかどうかの迷いや不安が生じることになる．そもそも1/295より高い確率なら陽性とするなら，陽性妊婦の胎児のほとんどがダウン症候群でないのは当然であろう．このように厳しく判定した確率論の陽性結果にも妊婦は動揺する．しかも陰性であってもゼロではないという数字に振り回される事態は，妊婦にとって相当な精神的負荷であることは否めない.

　欧米諸国のなかには，大多数の妊婦が，ある意味手軽にスクリーニング検査をうけている国もあるが，日本では，スクリーニング検査を受検している割合は，出生数の1.9％にとどまっている.

（３）新型出生前検査

　新型出生前検査（NIPT）は，全ての妊婦が自由に検査をうけられるわけではない．カウンセリング体制が整った施設で慎重に進められる（松原 2014）.

　　新型出生前検査（NIPT）の対象妊婦
　　　①胎児超音波検査で，胎児が染色体異常を有する可能性が示唆された
　　　②母体血清マーカー検査で，胎児が染色体異常を有する可能性が示唆

された
③ 染色体異常を有する児を妊娠した既往がある
④ 高齢妊娠
⑤ 両親のいずれかが均衡型ロバートソン転座を有しており，胎児が13
　トリソミーまたは21トリソミー（ダウン症候群）となる可能性が示唆
　される

　新型出生前検査（NIPT）が母体血清マーカー検査よりも陽性的中率が高いと
しても，非確定的検査であることには変わらない．したがって，妊婦は，羊水
検査（羊水穿刺）などの流産のリスクを伴う侵襲性のある確定的検査をうける
かどうかの迷いや不安を抱えることになる（横瀬 2008）．

（4）国や日本産婦人科学会の発言

① 1994年　厚生科学審議会先端医療技術評価部会・出生前診断に関する
　専門委員会の「母体血清マーカー検査にかんする見解」
　　「医師は妊婦に対し本検査の情報を積極的に知らせる必要はなく，本
　検査を勧めるべきでもない」
② 2011年　日本産婦人科学会「出生前に行われる検査および診断に関す
　る見解」
　　「母体血清マーカー検査を行う場合には，適切かつ充分な遺伝カウン
　セリングを提供できる体制を整え，適切に情報を提供する条件で施行す
　る」
③ 2018年　日本産科婦人科学会倫理委員会「母体血を用いた新しい出生
　前遺伝学的検査に関する指針」
　　「本検査には倫理的に考慮されるべき点があること，試料を分析する
　検査会社がいまだ国内にはないこと，わが国独自の解析結果が存在しな
　いことなどから，その実施は，まず臨床研究として，認定・登録された
　施設において，慎重に開始されるべきであります．当分の間，本検査実
　施施設の認定・登録については，臨床研究の形態をとったもののみを審
　査の対象といたします」

（5）胎児の疾病が疑われた後

　「病気があっても産む」という妊婦は，そもそも検査を受けない可能性が高いだろう．陽性判定された95％の妊婦が中絶を選んでいるという数字は，検査を受けるのは，病気がわかれば中絶を選択する可能性がある妊婦ともいえる．

　新型出生前検査で胎児の疾病を知らされた場合，95％以上の妊婦が人工妊娠中絶を選ぶことから，「検査によって安易な中絶が増えている」「検査そのものがいのちの選別だ」との批判がでてきた．しかし，悩み苦しんだ末に人工妊娠中絶を決断するとしたら，この検査の存在そのものが苦しみを生んでいるかもしれない．

　また病気のある子どもを育てるのは養育者であり，さまざまな事情をかかえている人に非難の目を向けるのも問題がある．障がい児を産み，育てることを困難にしている社会の未成熟さを省みるべきだろう．

　出生前検査は，人工妊娠中絶の是非，優生思想の顕在化，胎児の生存権，女性の生殖に関わる権利など，多様な問題が複雑に絡み合い，簡単にその倫理的是非を問うことができないものといえる．

（6）日本ダウン症協会の意見

日本ダウン症協会理事長のメッセージ

　日本ダウン症協会（Japan Down Syndrome Society: JDS）は，出生前検査に対する基本的な考え方を，理事長メッセージのなかで，以下のように述べている．

　　「出生前検査等の技術に関しても，それを個々人がどう理解し，選択するかについて賛成・反対等の意見は表明しません．ただし，その技術がマススクリーニング等の形で「社会の選択」として位置づけられることには反対します．（中略）当然のことながら，そこには「ダウン症があったら妊娠を中絶する」という選択肢が「治療」の代替として用意されていると考えます．だとすれば（中略）ダウン症のある子を中絶することを積極的に勧めることにつながりかねません．それは，ダウン症のある子を，生まれてくると不幸である子ども，生まれてくる価値のない子どもと位置付けていくことに他なりません．（中略）今，わが国の障害者観は，旧来の「医学

モデル」から「社会モデル」への転換が図られています．障害者基本法を
はじめとする障害者関連法規は，障害を個人の能力として規定するのでは
なく，その人の個人的特性と社会的障壁の関数として捉え始めています.」

　ダウン症を「不幸な子ども」「生まれてくる価値のない子ども」として社会
が価値づけていること，商業主義に乗せられた検査によって生命価値を相対化
した末，障がい児の命を奪うことへの抗議である．

（7）周囲の意向がまとわりつかない純粋な自己決定はあるのか

　自己決定として選択したダウン症児の人工妊娠中絶が，周囲から誘導された
ものでないと言いきれるのかという問題もある．自己決定のためには，出生前
検査受検自体の選択や検査結果をうけての人工妊娠中絶の選択などについて，
専門家による適切なカウンセリングが必要である．しかし，妊婦は「家族の意
向」も汲み入れ，「もしものときは育てられない」という理由で検査を受け，
結果によっては中絶を選択する場合が多いのが現実である．

　中絶の選択決定は「女性の生殖決定権」として世間では承知されているが，
人生のあらゆる場面で，純粋な自己決定が難しいことをふまえると，「決められ
るのは，決めたのは妊婦自身だから」と女性の自己責任として一瞥していく
社会に問題はないのだろうか．

（8）医学モデルと社会モデル

　健常者が「障害はない方がよい」と言うとき，「障害」（インペアメント：身体
的・精神的・知的欠損）は生まれてくる子どもの身体に位置づけられ，差別の理
由や原因は，障がい者の身体の側にあり，個人的悲劇であるということにされ
てきた（星加 2003）．したがって健常者や医療者の側から「ない方がよい障害
は，障がい者の身体からなくしましょう」という考え方を支持するのが「医学
モデル」である．障害がなくなるように治療する，改善する，それができない
なら，生まれる前にいっそのこと障がい者ごとなくす，という思考の枠組みで
ある．優生思想（第5章参照）の根底にあった意識構造は，この医学モデル（当
時は名付けられていなかったが）が脈づいていたと考える．

　これに対して「社会モデル」は「社会の仕組みなどは，障がい者の存在を考慮せず，多数派（健常者）の都合で作られているために，社会の側にこそ，障がい者が生きられない障壁，障害（ディスアビリティ：不利益，制約）がある．したがって健常者の都合で作った障がい者への社会的障壁は，社会が作り出したのだから，それを解消するのは社会の責務である」との考え方に基づく．

（9）人間は欲しがりつづける

　科学，医療の発展がもたらすものは，そのほとんどが，我々が欲しがったものである．昔なら救命できなかった人を蘇生できる，治らなかった病気が治る，子どもをあきらめざるをえなかった人が自分の子どもを授かるなど，我々は，現代医療の恩恵を享受している．

　我々はできることはなんでもやっていこうとする指向性を止めることができないのかもしれない．生殖医療技術が進めば，好みの顔形，身長，優れた頭脳をもった子どもを作りだすことも可能になるかもしれない．他にも歯止めが効かない事態が起こることは予想される．したがって常に立ち止まり，自らの行為について熟慮する姿勢をもつことが求められる．

注
　1）太田典礼は，避妊運動を展開していた産婦人科医，活動家であり後に国会議員となってる．産児制限，家族計画運動をすすめ，避妊具の太田リングを考案している．国民優生法が優生保護法に改定される際に加藤シズエらと人工妊娠中絶を合法化させた．後に日本安楽死協会を設立する．
　2）日本では市民グループ「優生手術に対する謝罪を求める会」が発足し，過去の優生政策に対して，社会としての反省と公的な謝罪を求めた（市野川他 2003）．2019（平成31）年4月24日に優生手術救済法が成立した．優生手術では精管，卵管の結紮しか認めていなかったが，実際には女性障がい者の子宮摘出手術，卵巣へのコバルト照射が行われていた（脳性まひ女性当事者談）ことは看過できない．
　3）すべり坂論法とは，いったん坂をすべり出すと最後まで止まることはできないので，最初の一歩を踏み出すべきでないという論である．

第5章

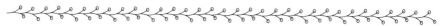

優生思想
──まとわりつく優劣──

1　優生思想・優生学とは

　優生思想の歴史を詳解することはここでは割愛するが，優生思想・優生学とは何かについての概略は示すべきであろう．

　疾病のない健康な子を産みたいという人間の願望を満足させることを合理化する優生思想は，人々のなかに潜在的にあるかもしれない．今日の出生前検査，着床前遺伝学的検査，遺伝子操作による障がい児の出生予防など，広い意味での優生思想は，社会の問題のようで実は個人のなかに潜んでいるといえないだろうか．人間の心の深部までたどれば，優生思想の原泉は存在しており，それを圧砕することはできないかもしれない．しかし，国家レベルでの極端な優生思想が，多くの人々を苦しめてきた歴史的事実に目を背けるわけにはいかない．ここでは優生思想による人権侵害について概説する．

（1）社会ダーウィニズムと優生学
　1859年に出版されたダーウィン（Charles Robert Darwin）の『種の起源』は，それまでのキリスト教世界の自然解釈（自然は，創造主によってつくられた）を瓦解させた．これによって自然科学とキリスト教が断裂し，世界は自然科学主義に傾倒していった．このような背景のなか，人間や社会をも，進化論的に解釈しようと，社会ダーウィニズムが起こった．社会ダーウィニズムは，進化論の自然淘汰・最適者生存理論を曲解，拡大解釈し，特定人種の支配・征服・植民地政策を合理化できるものとして利用された．

　ダーウィンの従弟で統計学者のフランシス・ゴールトン（Francis Galton）が

ダーウィンの進化論を応用して優生学という言葉を用い始めた．優生学は，他の生物と同じように人間の優良な子孫を増やす要因，また人間の生殖をコントロールする方法を研究する領域としてはじまった．優生学には，好ましい遺伝形質を積極的にふやそうとする積極的優生学と，好ましくない遺伝形質を抑えようとする消極的優生学がある．現実には消極的優生学の研究が活発に行われ，それの行きつくところが，断種法であった．断種とは，好ましくない遺伝形質をもった者に対して，不妊手術などを施行し，生殖機能を失わせることである（米本 2000）．

（2）断種のはじまり

　1902年にアメリカ・インディアナ州の少年院に収容された42人に行った断種が最初とされる．その後，他の州でも服役者を対象とした断種法が成立した．1912年，「アメリカ国民から劣悪な生殖質を排除する最良の方法を研究する委員会」が設置された．カルフォルニア州では，1913年の法改正によって，精神病と診断された人は，断種すれば施設から出られるとされた．1927年，連邦最高裁は，「犯罪傾向の子孫を放置し，精神遅滞の子どもを餓死に追い込むのを座視するよりは，明らかな不適応者が子どもを作らないようにすることは全体にとって善である」（米本 2000）と強制的断種を合法とした．1933年のナチス・ドイツの断種法は，カルフォルニア州（本人同意なしの断種）の実践を参考にしてつくられた．優生政策として断種をしていたのは，イギリス，アメリカだけではない，ヨーロッパ各国で行われていた．

2　ナチス・ドイツの優生政策

（1）遺伝病子孫予防法（断種法）

　1929年の世界恐慌によって他国と同じく大きな打撃をうけたドイツは，1932年「遺伝による身体的もしくは精神的な障がいをもつ者のための支出は，現在われわれの経済状況では，とても担いきれない額にのぼっている」との認識で，福祉コスト削減を急いでいた（梅原他 2013）．1933年 7 月，ヒトラー政権下で，ドイツの断種法「遺伝病子孫予防法」が成立する．1935年から1939年の断種中

止まで，約22万5000人が断種させられた（南 1998）．

　1935年の「遺伝病子孫予防法」改正では，母体保護のための中絶，さらに優生学的理由による中絶を認めた．これは1933年の「遺伝病子孫予防法」で断種の対象とされた遺伝性精神病など，遺伝病の女性が妊娠した場合の中絶を認めるというものであった（日本では1948年に国民優生法が優生保護法に改正される際，中絶が合法化された．市野川 2000）．

（2）優生政策と血統保護

　1935年 9 月，帝国市民法によってユダヤ人は市民権を剥奪された．さらにドイツ民族の遺伝衛生保護法によってドイツ人とユダヤ人の結婚を禁じた．優生学者は，混血〔原文のまま〕の方が優秀な子孫を残すという報告もしていたので，優生学的には人種混血〔原文のまま〕は，悪いことではないはずだが，ヒトラーが反ユダヤ主義を掲げるなかで人種主義（Fredrikson 2018）が優生政策に取り込まれる形になった（栗原 1975）．

（3）障がい者安楽死計画

　1939年 9 月 1 日，断種手術の申請と実施を限定し，この後「断種を実施しない」という怪しげな中止命令が出された．これは，次に起こる最悪の計画を意味していた．ヒトラーは障がい者や難病者の安楽死計画を命じたのである．ナチスは障がい者や難病者を，不妊手術という方法で将来的に減らすのではなく，今生きているそれらの人々を「生きるに値しない命」（Lorenz, Hoche 1920）として抹殺するという方法をとったのである（南 1998）．施設に入所している障がい児や入院中の精神病患者などが，別の施設に移され殺害された（Benno 1993）．当時の優生学者のなかには，この暴挙に反対する者もいたが，一部の医師が加担することで，ナチスは安楽死計画の学問的正当性を担保した．

　1939年の安楽死計画で殺された障がい者，難病者の数は，7 万人といわれている．戦時下で最初にコストカットの対象とされたのは，社会的に弱い立場にある障がい者，難病者などであった（市野川 2000）．

（4）ナチスの人体実験

「アーリア人種を優越民族とし純血を保存するために，劣等民族を絶滅させる」という過激な目的のために，アウシュヴィッツ収容所のユダヤ人に最初の断種人体実験が行なわれた．薬剤，外科手術，強力な X 線照射などで効果を試してみたという．第 2 次世界大戦下の1941年にドイツ空軍は，低体温症の予防と治療方法研究の目的で低温実験を行った．寒冷地での戦いを制するためロシア人捕虜が実験に使われた．またマラリア感染の実験，マスタードガス実験など生きた人体を実験に用いたのである（市野川 2000）．ユダヤ人収容者の特に双子を人体実験に使った（Fred, Alexander 2001）．人体実験は，ドイツだけではなく，アメリカやヨーロッパ諸国でも行われ，日本の731部隊の存在も知られている．

（5）ニュルンベルク綱領

第 2 次世界大戦後，人体実験の実態に対する批判から，ニュルンベルク裁判

ヒポクラテスの誓い（ヒポクラテス：紀元前420年コスに生まれる）

　医神アポロン，アスクレピオス，ヒギエイア，パナケイアおよびすべての男神と女神に誓う．私の能力と判断にしたがってこの誓いと約束を守ることを．

1．この術を私に教えた人をわが親のごとく敬い，わが財を分かって，その必要あるとき助ける．
2．その子孫を私自身の兄弟のごとくみて，彼らが学ぶことを欲すれば報酬なしにこの術を教える．そして書きものや講義その他あらゆる方法で私の持つ医術の知識をわが息子，わが師の息子，また医の規則にもとづき約束と誓いで結ばれている弟子どもに分かち与え，それ以外のだれにも与えない．
3．私は能力と判断の限り患者に利益すると思う養生法をとり，悪くて有害と知る方法を決してとらない．
4．頼まれても死に導くような薬を与えない．それを覚らせることもしない．同様に婦人を流産に導く道具を与えない．
5．純粋と神聖をもってわが生涯を貫き，わが術を行う．
6．結石を切りだすことは神かけてしない．それを業とするものに委せる．
7．いかなる患家を訪れる時もそれはただ病者を益するためであり，あらゆる勝手な戯れや堕落の行いを避ける．女と男，自由人と奴隷の違いを考慮しない．
8．医に関するか否かにかかわらず他人の生活について秘密を守る．
9．この誓いを守りつづける限り，私は，いつも医術の実施を楽しみつつ生きてすべての人から尊敬されるであろう．もしこの誓いを破るならばその反対の運命をたまわりたい．

（訳：小川鼎三）

図5-1　参照1　ヒポクラテスの誓い

出典：川田（1988）「ヒポクラテスの『誓い』を読む(1)」『山梨医大紀要』5，p 41-47.

が行われ，研究における倫理綱領であるニュルンベルク綱領（土屋 2000）がまとめられた．ニュルンベルグ裁判では，人体への医学的実験は犯罪であり，その条件は明白だが，さまざまな訴訟例に取り組む前に，将来にわたっても尊重されるべき「医の倫理」の基本原則を規定しておくべきと判断した（Ambroselli 1993）．1947年に WMA（世界医師会）が結成され，翌1948年のジュネーブ宣言で「ヒポクラテスの誓い」（川田 1988，図 5-1）を再認識し，1964年のヘルシンキ宣言で「ヒポクラテスの誓い」では触れられていなかった臨床研究に携わる医師に対する勧告を行った（Ambroselli 1993）．さらに1981年，リスボンで「インフォームド・コンセント」の概念が宣言された．

　多くの犠牲者のうえにようやく我々は，「個人の尊重」と「個人の自己決定権」という倫理的基盤を手に入れた．この後，研究倫理に則った医療の進歩の中で，医療者は次なる規範となる「医療倫理」に潜む葛藤と向き合うことになる（第Ⅱ部参照）．

3　日本における優生思想

日本における優生思想については，本書の以下の箇所を参照して欲しい．

注

1) ニュルンベルグ綱領（簡潔にまとめたもの）

　　1．被験者の自発的な同意が絶対に欠かせない

　　2．他の方法では得られない，社会のためになる成果が上がらなければならない

　　3．動物実験と自然の経過に関する知識に基づいていなければならない

　　4．不必要な身体的・心理的苦痛を避けなければならない

　　5．死や障害をひきおこすと行う前からわかる実験はしてはいけない

　　6．リスクが利益を上回ってはいけない

　　7．適切な準備と設備がなければならない

　　8．科学的に資格がある実験者が行わなければならない

　　9．被験者はいつでも自由に実験を中断できなければならない

　　10．被験者に傷害・死が生じると予測できる場合，実験者はいつでも実験を中断する
　　　　用意がなければならない

（土屋　2000）

第Ⅱ部　倫理と臨床──「正しさ」の衝突──

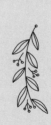

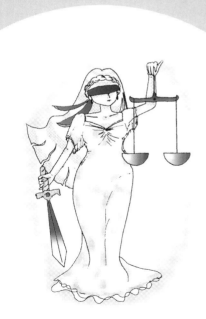

正義の女神　ユスティティア
イラスト：村田智子

序──合法とされる行為の外側で 人は苦悩する──

生活のなかで「それは，いいことだ」とか「あれは，間違っている」と，我々はある事柄に何気なく善悪の区別をつける．同時に我々自身も社会や他者から，善なのか悪なのかと常に問い質されて生きており，生きる上での指針は，人から向けられる賞賛や批判であったりする．できるだけ批判を避けて生きているのだが，それを支える道徳的「正しさ」は漠然としている．漠然とした「正しさ」を持ち出しても，なすべきことが見えてこない事態が，医療現場などで溢れてきた．また豊かさと引き換えにした地球規模の環境破壊なども我々が抱える問題となった．

では，何をもって「正義」（justice）とするのか．ここでローマ神話の正義の女神ユスティティア（Jūstitia）が持っている天秤に注目したい．ユスティティアは，右手に剣（力），左手に天秤（正義），目には目隠し（貧富の差や権力は見ないで平等に裁くという意味）をしている．法曹界のシンボルにもなっている正義の象徴である天秤は，一説では罪と罰の合理的均衡を図るという意味があるらしい．しかし，天秤は，所詮人間が作ったものである．天秤を吊るしている支点の位置をずらせば，いくらでも均衡は保てる．つまり，法や地域的道徳観によって正義はいくらでも操作されうるのである．人が創造していく社会のなかで，何が正しいか，何が正義かは，人が人の外に出て裁くことはできないので論じきれない．したがって，医療・科学における正義や倫理は，絶対性を担保されていない危ういものであることを自覚しつつ議論に向かわなければならない．

特に医療における倫理問題は，社会規範に則っているとか，法律に抵触していないといったことだけでは解決できない事案がほとんどである．倫理的議論の際に蚊帳の外におかれるのは，中絶をする当事者女性の苦悩，脳死・臓器移植に同意した家族の迷いである．そして固く口を閉ざさざるを得ないのは，中絶手術を実行する医師，取り出した胎児を処理する助産師や看護師，脳死者から臓器を摘出する医師，摘出後のご遺体を家族に引き渡す看護師，医師である．当事者や医療者の苦悩，あるいはその目で見ているものは，倫理の教科書のどこにも出てこない．合法とされる行為の外側で，人は苦悩するのである．「合法だから」という理由は，彼らを苦悩から解放する免罪符にはならない．せめて関係者でよく話し合って自らの行為を決定したいと考えるのは当然のことであろう．

71

　医療上の倫理的課題は，1人で決められない事案がほとんどである．臨床現場では，目の前の案件についての会議や話し合いに多くの時間を費やす．倫理理論を使って，ガラガラポンと答えがでるなら，医療・福祉関係者が，会議や研究会で議論に徹する必要もない．患者，家族，医療・福祉チームは，迫られる決断のときを前に悩み，答えを絞り出す．ならば，そこには他者の苦しみを理解し，何が患者・利用者の助けになるのかを，コミュニケーションの力と，人と人の「間」にある知によって決定するしか手立てがない．我々の社会は，人が人の行為に賛同，批難するのであるから，最終的には，コミュニケーションの役割と 間性が大きな意味をもってくる．

　ただし，援助者同士，あるいは患者や家族と援助者とのコミュニケーションに問題が潜んでいることがある．それは，語り考える者自身が，自分のなかにある先入見に気づけないことである．自らの正しさへの直観的な判断の際，潜伏した先入見が発動しており，それを払拭することは難しい．そこで現象学的態度（判断停止）(Husserl 1950) による考察が必要になってくる．「なぜ，それを正しいと私は確信しているのか」という還元した疑問をもてることが求められる．

　倫理理論を学べば，我々が抱える倫理的課題がすっきり解決するのかといえば，それは難しいだろう．ある医療行為の是非を問われたとき，倫理理論をふりかざしても，理論武装の一助にはなるかもしれないが，常に理論同士の衝突，葛藤があり，援助者は悶絶する．どこにも神からの答えはなく，援助者は皆，道に迷い，どうしたらいいのか，どうするべきだったのかという戸惑いのなかにいる．それでも，今，目の前にある倫理的課題について合理的に議論しなければならず，そのための考える道具（枠組み）が要請される．

　第Ⅱ部では，第Ⅰ部の倫理的課題を合理的に考えていく上で必要とされる倫理理論などについて説明する．

第6章

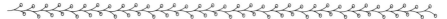

倫理理論

1 倫理理論
——倫理って？——

　なぜ我々は，人を助けようと思ったり，助けなかった場合に「自分はひどい人間だ」と申しわけなさを感じたりするのか？　それは，我々の多くが「困っている人を助けることは当たり前だから正しいことだ」という道徳観をもっており，「助けることは正しいこと」と自己の内なる呼び声に応答しているからかもしれない．しかし，直観や漠然とした道徳観のように文化や伝統に支配されたものだけで，物事を考える危うさも感じる．そこで，事案について合理的に考えるための道具として倫理理論が求められる．

　我々が何らかの行為をするときに，「これは正しいことか」と判断する際の根拠を倫理という．「倫」はもともと人と人が関わり合っている場であり，「理」は道理や筋道であるから，倫理は人間社会における守るべき規範といえる．倫理理論は，漠然とした道徳観を超えて合理的に筋道立てて考えるための枠組みである（加藤 1997）．

　しかし，倫理理論は，現場の関係者の迷いや悩みを魔法のように解決してくれるのだろうか．倫理は，地球環境の倫理的問題や医療上の倫理的問題，特に「明日，家族のいのちの行方を決断しなければならない」場面に立ち会う家族や医療・福祉現場の関係者を助けてくれるだろうか．倫理理論を知るなかで抱く疑問も含めて，概観していこう．

2　直観
――「私の直観が許さない！」これも危うい――

　人は，ものごとに対して「善いことだ」「悪いことだ」と直観的に判断している．つまり日常の生活では論理的組み立てを省略して判断していることが多い．特に直観的に「これはよくない」と思うような事柄に遭遇したときは，「なんか，いやな感じ」「すっきりしない」と感じる．いわば嫌悪感がつきまとうのである（児玉 2007）．そのような直観に従って行動してよいことは多い．

　ただし，直観だけに頼るのでは，容易に判断できないこともある．また直観的判断に合理性がないと感じる場合も多くあるだろう．ピーター・シンガー（Peter Singer 1979）は，「我々の直観や習慣こそが敵である」という．しかも，人によって直観が違う．なぜなら，個人の直観は，生まれたときから他者によって刻み込まれた判断基準に基づいており，それは，地域，文化，伝統に強い影響を受けているからである．文化，伝統，また自身の経験に裏づけられたものは，自分自身が強力に支持しており，自分の中から立ち退かせるのは難しい．

　そこで，ものごとの「善し悪し」について合理的に考える道具（枠組み）が欲しくなる．その道具としてはさまざまあるが，ここでは具体例もあげながら倫理理論，医療倫理などをとりあげる．

3　功利主義 (帰結主義)，義務論，徳理論
――3つの立ち位置――

（1）功利主義――みんなの幸せを計算？？――
① 功利主義 (帰結主義) って何？――最大多数の最大幸福――
　帰結主義の一種である功利主義を最初に提唱したのは，ベンサム（Jeremy Bentham）である．ベンサムの師弟のジェームズ・ミル（James Mill），その息子のジョン・スチュアート・ミル（John Stuart Mill:「ミル」というときはこの人）（徳永 2015），そして前述のピーター・シンガーが功利主義推進者としてよく知られている．

　功利主義とは，帰結つまり結果の良し悪しによってのみ，その行為を判定する立場をいう．「良い結果」とは，最大多数の最大幸福を意味する．幸福とは快楽から苦痛を差し引いたもので，功利性と呼ばれ，功利計算とは，各人の幸福の総和を算出し，その大小によって行為を判断する方法である．臨床現場では，利益と不利益を比較考量することを功利主義的方法という（奈良 2007）．考え方としてはわかりやすい．

　功利主義は行為功利主義と規則功利主義（永石 2014，徳永 2015）がある．行為功利主義は，個別なその都度の行為が，社会全体の幸福になっているのかどうかで，善か悪かを判断する．規則功利主義は，個別のケースの事情は考えず「こんなときは，こうするのが善い」と規則を適用する主義をいう．ただ，「その規則，どんなケースでも OK ですか？」という疑問がつきまとう．

② 功利主義への疑問——そもそも幸福とはなに？——

　功利主義そのものについて，さまざまな疑問が浮上する．「どうやって快楽や苦痛，幸福や不幸を測定したり算出したりするのだろうか？」，「誰か 1 人を犠牲にして多くの人が助かれば，それは正しいということになるのか？」「関係者の幸福を最大化するために，道徳的に不正な行為が発生する可能性を否定できないのではないか？」「最大化を求めて得られた総和が，人々に平等に配分されるのか？」「そもそも幸福とはなにか？」（森村 2018）など．また，帰結だけでその行為の善し悪しを決めるのであるから「行為者の意図，努力，過程はどうでもよいとされるのではないか」（徳永 2015）という疑問もあるだろう．

　場合によっては違和感のある功利主義も，かなり大手を振って病院の廊下を渡る．たとえば，災害時のトリアージ・タッグを用いた采配や脳死・臓器移植は，全体幸福からみる功利主義的判断がなされている．もちろん功利主義だけでは解決できない事案が医療現場には多数みられる．後述する義務論と衝突する場面が多く，患者本人，家族，医療者など関係者の苦悩の原点が功利主義と義務論の衝突にあるといってよいだろう．

③ 事例

トリアージ

　トリアージ（図 6 - 1）（厚生労働省 2001，尾立 2013，前田 2014）は，もともと

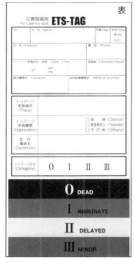
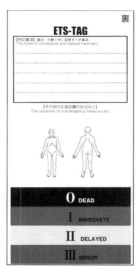

DMAT（災害派遣医療チーム）が一般に使用しているトリアージタッグ。タッグにゴムが付いており，記入後は傷病者の右手首に装着する。
災害現場用・搬送機関用・収容医療機関用の3枚複写になっており，災害時には「現場のカルテ」として使用される。

記載終了後は，必ずトリアージ区分欄の「0　Ⅰ　Ⅱ　Ⅲ」いずれか一つを○で囲み，該当する区分が一番下になるようにもぎり部分を切り離す。

図6-1　トリアージタッグ

出典：「看護 roo 現場で使える看護知識」（https://www.kango-roo.com/learning/3539/20200810，2020年8月10日最終閲覧）．

「選別する」というフランス語（Trier）からの言葉で，フランスの軍隊の野戦病院におけるシステムであった．階級や身分とは関係なく傷病者を平等に扱い，負傷の程度によって分類し，重傷者から優先的に治療したことが始まりである（尾立 2013）．

　災害現場などでは，被災者に取り付けられるトリアージ・タッグ（札）によって，救命の優先順位を表示する．赤，黄，緑，黒（白）に色分けされた札は，切り取ることで，被災者の優先順位がわかるようになっている．優先順位は，赤，黄，緑，黒（白）の順になっている．

　　　赤　　カテゴリーⅠ：生命に関わる重篤な状態で直ちに処置を行えば救命が
　　　　　　　　　　　　　　可能なもの（最優先治療群）」

　　　黄　　カテゴリーⅡ：今すぐ生命に関わる重篤な状態ではないが早期に処置
　　　　　　　　　　　　　　をすべきもの．基本的にバイタルサインが安定してい
　　　　　　　　　　　　　　るもの．場合によって赤に変化する可能性があるもの
　　　　　　　　　　　　　　（待機的治療群）」

　　　緑　　カテゴリーⅢ：歩行可能で，今すぐの処置や搬送の必要がないもの．
　　　　　　　　　　　　　　完全に治療が不要なものも含む（保留群）」

　　　黒　　カテゴリー０：死亡，または生命徴候がなく，直ちに処置を行っても
　　　　　　　　　　　　　　明らかに救命が不可能なもの（無呼吸群）

　　　白は「無傷」を表す．

（日本救急医学会他 2012）

　トリアージは，治療効率から全体の利益を考慮する制度といえる．「すべて
の患者を救う」（平等）という思想から逸脱しているが，災害時の制約された条
件下で医療を施すときにトリアージは是認されることになる．多くの患者を救
うために少数の重症者を見捨てるか否かといった厳しい判断を迫られるケース
が現場で起こる可能性もある．トリアージには医療者がトロッコ問題と同じよ[1]
うな葛藤に苦しむ場面がある．

　被災者本人や家族が，「痛い，苦しい，私を先に治療してほしい」「この子を
助けてください」と願うのは当然であるが，医療者は全体を見渡し，優先順位
をつけて，順次治療を施すことで，最大多数の最大幸福を目指すことになる．

脳死・臓器移植

　脳死・臓器移植は，早晩亡くなる脳死患者の臓器を，心臓死に至る前に提供
してもらえば，何人かの人が助かるという考え方で生まれたものである．それ
は功利主義の立場からは，合理的であるということになる．しかし「命を救う
ためとはいえ，他人の身体を手段として用いるのはいかがなものか」という批
判（次項（２）義務論参照）が常につきまとう．医療現場では，常に功利主義と
義務論が衝突する．この衝突，葛藤が，関係者の苦悩の場そのものとなる（第
Ⅰ部第３章脳死・臓器移植　参照）．

新型インフルエンザ治療薬　優先順位

　2007（平成19）年に猛威をふるった新型インフルエンザに対して，あまりの患者数の多さに，厚生労働省の「新型インフルエンザ専門家会議」はガイドライン案で，ワクチンの開発状況に応じた接種対象者，抗インフルエンザ薬投与対象者の優先順位を明確に示した（厚生労働省 2007）．以下，2007年1月の薬事日報より抜粋する．

　パンデミックワクチンは国民全員が対象だが，製造量に一定の限度がある場合も想定される．その際の優先順位としては，まず①医療従事者と社会機能維持者に接種した後，

・成人に重症者が多いタイプのウイルスの場合，

　②医学的ハイリスク者，③成人，④小児，⑤高齢者の順，

・高齢者に重症者が多いタイプのウイルスの場合，

　②医学的ハイリスク者，③高齢者，④小児，⑤成人の順とした．

　原則として「死亡者を最小限にすることを重視する」視点で決定された．

　「死亡者を最小限にする」ことから，決定した優先順位は，ウイルスのタイプにかかわらず，小児が4番目になっている．直観的感情で「子どもを優先してあげたい」と思う人は多いだろう．しかし，社会機能維持者の優先順位を高くする国の決定は，社会全体での最大多数の最大幸福を企図したものとみるのが適当であろう．

結合双生児

（事例は赤林朗編（2007）『入門・医療倫理Ⅱ』のケースを加筆修正したもの）

　ある結合双生児のケースである．Aくんの脳，心臓，肺，肝臓は正常であり，一方，Bくんは脳が未発達で，心肺もほとんど機能していない．Aくんから血液が供給されなければBくんは生きることができない．したがって分離手術を行えば，Bくんは，Aくんという生命維持装置から切り離され死亡する．Aくんは分離手術によって生き続ける可能性が高い．しかし，分離手術を行わなければ，Aくんの心臓はBくんへ血液を供給する負担に耐えられず，半年以内に双方とも死亡する．

　結果的に，両親は分離手術を決意し，Aくんは生存したが，Bくんは分離手

術の途中で死亡した.

　功利主義の立場は, 分離手術によって2人に及ぼす利益と不利益を比較考量し, 全体的な利益の総和が最大化する方を選ぶことになる. 比較考量による決断は, 数字だけを考慮するなら功利主義的には正しいとされるだろう. ただし, 親の心情や生き残ったAくんの心情は, この考量のなかには算出できない. 苦しい決断をせざるをえなかった両親のその後のうしろめたさへの癒しとしては, 功利主義は機能するだろう. ただ, 計算では割り切れない快, 不快, 幸, 不幸をはかるものさしとは, どのようなものなのだろうか. その後の両親の苦悩を量ることはできるのだろうか. 両親とAくんのこころのケアが, 理論の外側で求められる.

（2）義務論——ならぬことは, ならぬものです！——
① 義務論とは何？——カントの掟——

　義務論は, 帰結主義の立場を取らない理論の総称であり, 行為の正しさが結果によって決まるとは考えない. 嘘をつくことや殺人が結果として, より多くの幸福をもたらすとしても, カントの義務論からすると, 道徳的に正しくないということになる.

　カント (Immanuel Kant 1797) は, ある行為が道徳的かどうかは, 行為の結果によってではなく, 行為を行う人の意志によって判断され, しかも無制限に善とみなされうるのは「善意志」だけであるという. あくまで意志が善でなければならない.

　義務論にもやはり, 葛藤がある.「嘘をついてはいけない」と「困っている人を助けなければならない」がぶつかる場面がある. 悪者に追われている人を匿（かくま）ったところに追手が来た.「こういう人を見なかったですか？」と問われ,「見ていません」と嘘をつくことがあるかもしれない. 義務論の中でも衝突が起こるのである.

② カント「行為の意志」——自分が自分に下す命令「ちゃんとせい！」——

　カントは,「あなたの意志の格律が, 常に同時に普遍的立法の原理になりうるように行為せよ」(Kant 1788) という. 格律とは, 個人の内にある「自分は

こうしよう」と決めている規則と言っていいだろう．つまり「自分でこうしよ
うと決めている規則は，ほかのすべての人もそれと同じものを自らの規則とで
きるようなものとして行為しなさい」と言っている．

　またカントは「〜したければ〜せよ」という条件つきの命令である仮言命法
ではなく，無条件に「〜すべし」という定言命法だけが道徳的であるという
（Kant 1788）．

③ カント「人間の尊厳」──わたしは「モノ」ではない──

　「あなたの人格や他のあらゆる人の人格のうちにある人間性を，いつも同時
に目的として扱い，決して単に手段としてのみ扱わないように行為せよ」とい
うカント（1785）の言葉は，人間の尊厳にふれている．つまり，他人をある目
的を実現するための手段や道具としてだけ扱い（モノ扱いし），その人自身とし
て扱わない場合，相手の人間性や人格の尊厳は侵害されるとし，カントは尊厳[3]
を他の諸権利と比較できない権利として考えている．

　筆者は，多くの尊厳の説明は常に他者がなければ成立しないものとなってい
ることに注目する．尊厳は，常に自他間の場で，他者から付与されていること
で生起されるのであるから，尊厳と他者関係は密接な関係にあると考える．
（第Ⅰ部第1章3（4）「「尊厳」とは他者から与えられ，他者との間（あわい）に展開する」
を参照）

④ カント「意志の自律」──私の意志は私のものだからね──

　カント（1788）は，感情や欲望のままに行動することを否定し，理性的道徳
にしたがって行為すべきとした．そのときに働く自分の意志は，自由であり，
自律的であるという．つまり，ここでの自由は，意志が自律していることをい
う．この意志の自律の概念は，医療倫理原則にも取り入れられる．

⑤ 義務の衝突解消──「完全義務」「不完全義務」「一応の義務論」──
「完全義務」と「不完全義務」──しからないでよ，ほめてよ！──

　義務の分類に，完全義務・不完全義務という分け方がある．完全義務とは，
「必ず守れ，守らないと叱られるよ」，不完全義務とは「できればそうしてね，
しなくても叱られないけど，したら，ほめられるよ」という義務である．完

全義務として「自殺をしてはならない」「嘘をついてはならない」があり，不完全義務には「自分の才能の開花に努めなさい」「困っている人を助けなさい」がある．カント（1785）は義務の強度に着目して，義務の衝突を解消しようとした．

ロス（W. D. Ross）の「一応の義務論」——一応って なによ——

　我々の内に生起する直観的な義務が衝突することはしばしば経験する．その際，ロスは，いくつかの「一応の義務」の重みを直観的にまた熟慮をもって比較考量（功利主義的に快，幸福の最大化を図るのではなく）し，果たすべき本来の義務を決定する「多元的直観主義」を提唱する（奈良 2007）．「一応の」というのは，「他にもっと拘束を強いる義務がない限りにおいて，そうすべき」とする相対的義務という意味からの呼び方である．

　ロスは一応の義務として，誠実，無危害，正義，自己研鑽，善行，感謝，補償の7つをあげる．

　他にも作為・不作為，意図・予見などの区分を用いて衝突解消のための方向性を示す概念がある．

⑥ 事例

代理出産母のカタログ

（事例は赤林朗編（2007）『入門・医療倫理Ⅱ』のケースを加筆修正したもの）

　妻は子宮がんのために子宮を全摘している．しかし，子どもが欲しいという夫婦の気持ちは強く，代理母斡旋会社に代理母を依頼することを決めた．夫婦は，代理母斡旋会社と代理母斡旋契約を結んだ．代理母候補女性のプロフィールカタログが送られてきた．カタログには，年齢，病歴，経産婦か初産婦かなどによるランク付けがあり価格設定が記されている．カタログを見ながら，元気そうで，無事に出産してくれそうな女性を選んでいるときに，妻は，カタログから代理母を選ぶ自分の行為になんともいえない違和感を覚えた．妻は，なぜ違和感を覚えたのだろうか？

　義務論においては，「他者の人格を決して単に手段としてのみ扱わないように行為せよ」（Kant 1785）とある．代理出産してくれる女性に価格設定をする

ことは，女性を身体的特徴によって価値づけることである．人格は尊厳（絶対的価値）をもつにもかかわらず，代理母候補女性を相対的価値しかもたないものとみなすことになる．プロフィールを眺めている妻は，代理出産する女性を「元気な子どもを産んでくれそうだ」という身体的評価からのみ価値づけ，女性の子宮を道具として価値判断している自分に違和感を覚えたのであろう．

　代理母になるのは，金銭的困窮のために，商業ベースにのった生殖医療に組み込まれていくのであって，命がけの出産を楽しくやっているとは考えにくい．

　自己決定に重要性を置く立場からは，代理出産することを自己決定して自己の責任として引き受けているのだからという理由で，代理出産を肯定するかもしれない．しかし，貧困ゆえの決断を自己責任的自己決定とすることは，社会の側にある問題から目をそむけていることにならないだろうか．

（3）徳理論——功利主義も義務論もお呼びでない世界があるのでは？お得？お徳？——
① 人間の魂の「卓越性」——古代からあるらしい——

　徳理論は，古代ギリシャのソクラテス，プラトン，アリストテレスの哲学にその起源をみる．アリストテレスは，「徳」（アレテー）とは，人間の魂の「卓越性」のことで，魂の優れた働きを生み出すものが「徳」であるという（菅 2016）．

　功利主義や義務論だけでは，生命倫理，環境倫理の前に横たわる諸問題に対して解決の糸口が見えなくなっている現代，功利主義や義務論の限界を指摘したG. E. M. アンスコム（G. E. M. Anscombe 1984）は，アリストテレスの徳理論の復活を主張した．

② 人間が開花する？——あの師匠なら，きっと……——

　ロザリンド・ハーストハウス（Rosalind Hursthouse 2014）は，徳とは「人間が，開花するために必要とする性格の特徴」であり，「正しい行為とは，有徳な人物ならばその状況においてなすであろう行為と一致するものであり，行為を正しいものにするのは，それが有徳な性格をもつ人ならばその場でするであろう行為であるということである」という．ここでの「有徳な性格を持つ人」とは仮想上の人でよい．徳理論は，エウダイモニア（人間にとっての最高善，開花繁栄）

主義に基礎づけられる理論である．

　ここでの疑問は「有徳な行為者の有徳性はどのように担保するのであろうか？」「そこでの行為の帰結がいかなる悲惨なものになろうと，その有徳者のしたことなら正しいとする根拠は？」「文化が変われば徳も変わるのか？」などである．

③ 動機中心——不純な動機はだめです——

　マイケル・スロート（Michael Slote）は，行為の正しさを行為者の動機に基礎づける．その行為が立派な動機によってなされたもので，その動機を反映した行為である場合，その行為は正しいとする動機中心の考え方である（相沢2017）．

④「損得勘定抜き」——功利主義も義務論も出る幕なし——

　徳理論は，独自の原理や規則を提示しないため，「私は何をすべきか」について行為指針を提供できないともいえる．しかし，人の生死にかかわる究極の決断，判断を求められる医療現場では，功利主義も義務論も出る幕がない事態がある．最終的な判断の根拠として，「行為する人の徳」をそのよすがに求めることはあるのではないだろうか．

　「徳」とは，「損得勘定抜き」のところに啓かれる純粋な人間理性の根拠かもしれない．偶然にも「徳」と「得」を対峙させた言葉遊びになっているが，人間や社会にとって「全体として得だから」（功利主義）でも「～すべき」（義務）でもない，別次元の根拠として徳理論を捉えることも可能であろう．

⑤ 事例

ドクターコール

（事例は赤林朗編（2007）『入門・医療倫理Ⅱ』のケースを加筆修正したもの）

　内科医をしているある男性が，休暇に友人と旅行のため飛行機に乗った．離陸後まもなく，機内で急病人が発生し，医療関係者に援助を求めるドクターコールがあった．援助要請のアナウンスだけでは患者の病状がよくわからない．もし重篤だった場合，機内では医薬品や器具は限られているだろうし，救援者が自分1人だったら，十分な治療ができるかどうか自信がもてないと男性は思

った．救命に失敗した場合，法的責任を問われる可能性もある．職務中でもない自分が救命に失敗して責任問題となるような不利益を被るのは納得がいかない．

これらの思いがよぎるなか，再びドクターコールがあった．男性は，迷いのなか「医師である以上，病人を診るのは当然だ」と考え，客室乗務員に医療援助を申し出た．

功利主義の立場からは，最大多数の最大幸福を目指すのであるから，このドクターの救護失敗による社会的損失の可能性があろうと，それよりも救命できる可能性を重視し「救命せよ」となるだろう．また医師の応召義務（厚生労働省医政局 2019）により「当然，救護すべし」となる．

しかし，人の行為決定の刹那には「自分にとって損か得か」という思いに絡めとられることが本例でもみえる．ドクターコールがあった時点では，「救護することで救命に失敗し法的責任を問われ，自分に不利益となるかもしれない」という「自分にとって」の損得勘定による行為選択の吟味が頭をよぎる．

自分にとって「損」かもしれない救護行為を申し出るという最終的な決断が，これまでの人生のあり方，医師としての信念によって突き動かされたものだとしたら，そこに「徳」をみる．ハーストハウス的見方をすれば，「尊敬するあの先輩医師なら，きっと救護を申し出ただろう」と想像するときのその先輩医師の有徳性，あるいは実在の医師でなくとも思い描く理想的医師像の「仰ぎ見る徳」が救護を申し出る背景にあったかもしれない．専門職（プロフェッション）のこころに，不文律の「徳」が胚胎されていることは不思議ではない．もちろん専門職以外の人の日常において，功利主義でも義務論でもない，人としての「徳」が行為を決定づけることがある．

新大久保駅での事故

人間の「徳」を考慮に入れなければ，説明できない事象が少なからずある．2001（平成13）年 1 月 26 日，東京の山手線新大久保駅で，線路に落ちた人を助けようとして自らのいのちを落とした韓国人留学生と日本人カメラマンの行為は，功利主義や義務論では説明できない．功利主義の立場からは，「絶体絶命の瞬間，2 人が線路に降りれば 3 人が死ぬ可能性が高い」と考量され「1 人の

犠牲で終わらせるべき」となるだろう．また「人を助けるべき」という義務論
を振りかざされても，自分の生命が脅かされる危機的場面では，義務論は通用
しない．功利計算しない，「〜すべし」の義務論でもない，そして「損得勘定」
も剝ぎとった彼らのとっさの行為に，誰もが「徳」を感じるのではないだろう
か．

注

1）暴走した列車が走ってきていて，自分が線路の分岐器のそばに立っている．なにもし
なければ大勢の人を見殺しにしてしまうが，レバーを引いたら数人の人を選択して殺し
てしまうことになる．数人を故意に死なせるべきか，それとも，もっと多くの人が死ぬ
のを黙って見ているべきかを短時間に決めなければならないときどう判断すべきかが問
われる思考実験をトロッコ問題という．

2）社会機能維持者とは，① 治安維持：消防士，警察官，自衛隊員，海上保安官，矯正
職員等　② ライフライン関係：電気事業者，水道事業者，ガス事業者，石油事業者，
食料販売関係者等　③ 国又は地方公共団体の危機管理に携わる者：国会議員，地方議
会議員，都道府県知事，市町村長，国家公務員・地方公務員のうち危機管理に携わる者
等

3）人間は神が神の姿に似せて創った特別な存在と捉え，それゆえ人間は尊厳あるもので
あるという概念はキリスト教的尊厳．

第7章

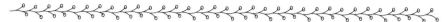

医療倫理・臨床倫理

——患者を護りたい，援助者も護られたい——

　功利主義，義務論，徳理論以外にも，医療現場で起こっている具体的な倫理的事案を議論するための手立てがある．（図7-1）ここではビーチャム（Tom L. Beauchamp）とチルドレス（James F. Childress）が提案した医療倫理の4原則，ジョンセン（A. R. Johnsen）らの臨床倫理を取り上げる．

1　医療倫理の4原則
——これを遵守したいが，葛藤する——

　1970年当時，米国では医療における倫理的問題を，統一した理論で扱う状態ではなかった．1979年にビーチャムとチルドレス（1997）が，自律尊重（respect for autonomy），善行（beneficence），無危害（non-maleficence），正義（justice）の

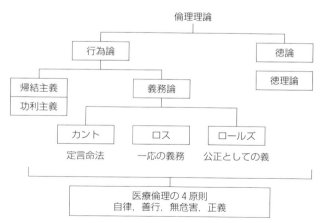

図7-1　倫理理論と医療倫理の4原則との関係
出典：筆者作成.

4つを医療倫理の4原則として提案した．4原則のそれぞれについて概説する．

（1）自律尊重原則（respect for autonomy）

　自律（Autonomy）とは，「自由かつ独立して考え，決定する能力」であり，また「そのような考えや決定に基づいて行為する能力」のことをいう．臨床場面において，患者の自律を尊重することとは，患者が自分で決定できるように重要な情報の提供，疑問への丁寧な説明などの援助を行い，患者の決定を尊重し従うことを，医療従事者および患者の家族など，患者に関わる関係者に対して求めていることを意味する．インフォームド・コンセント（説明と同意）を支持する原則である（水野 2007）．

（2）善行原則（Beneficence: the promotion of what is best for the patient）

　この原則は，「患者に対して善をなすこと」を支持する．患者をケアする医療従事者は，客観的な評価によって，その患者に最善の利益がもたらされるよう努力することが求められる．ただし，患者の最善の利益とは，医療従事者のみで考える患者にとっての最善の利益ではなく，当該患者の考える最善の利益をも考慮することを意味する（水野 2007）．

（3）無危害原則（Non-maleficence: avoiding harm）

　この原則は，善行原則と連動した意味合いをもち，「人に対して害悪や危害を及ぼすべきではない」ことを支持する．この原則から，①「危害を引き起こすのを避ける」②「害悪や危害を及ぼすべきではない」という医療従事者の責務が導かれる．

　たとえば，看護職の無危害の責務として転倒，転落の予防などの注意義務があたるとされていた（水野 2007）．しかし，患者の安全確保のためとして身体拘束が当り前のように行われていた事実に対して，厳しい批判が向けられた．現在，身体拘束は，切迫性，非代替性，一時性を条件としており，厚生労働省は「身体拘束ゼロ」を目指した指針を出している（厚生労働省 2001）．身体拘束はむしろ患者への危害であり，「自律尊重」「善行」「無危害」の原則に抵触すると考えられる．

（4）正義原則（Justice）

　正義原則とは，「社会的な利益や負担は正義の要求と一致するように配分されなければならない」ことを言う．概ね公平性と理解して差し支えない．正義原則における分配とは，① 類似した状況にある患者は，同様の医療を受けられるべき（形式的な正義）② 二人以上の個人が平等に扱われるためには，何が等しくなければならないかを特定するべき（実質的な正義）の２つを考慮することを意味する．臨床現場においては，最善で可能な医療資源をすべての人に提供できるわけではない．医療システムなどさまざまな状況の中で，医療従事者は，個々の患者に費やすことができる資源の範囲，提供できる治療の限界について判断することを求められている（水野 2007）．

（5）原則同士の衝突

　臨床現場では，これらの原則は常に衝突する．抽象的な原則を具体的事案に取り込んで，一機にすんなり解決とはならない．その場合の対処としてビーチャムら（1997）は，「特定化」と「比較考量」を提案する．

　たとえば宗教的理由による輸血拒否の事例は少なからずある．この場合，自律原則（宗教上の理由により輸血は絶対に避けたいという当事者の意思を尊重）と善行原則（治療しなければ死ぬかもしれないから最善を尽くすべき）が対立する．子どもが患者でその親が信者である場合など，事情が複雑なことが多いため，日本輸血・細胞治療学会でガイドラインを作成している（図 7 - 2「未成年者における輸血同意と拒否のフローチャート」を参照）．また HIV 感染者のパートナーへの通知問題は，自律原則，善行原則，無危害原則，正義原則が対立する．そこで，一定の要件を満たした場合に限り，医師の守秘義務解除（日本医師会 2016）による通知の正当化を図っている．このような具体的な指針がなければ，抽象的原則論だけでは臨床現場は困惑するばかりとなる．これらの指針やガイドラインは「この場合は，こうする」といった「特定化」「比較考量」によって作成されている．

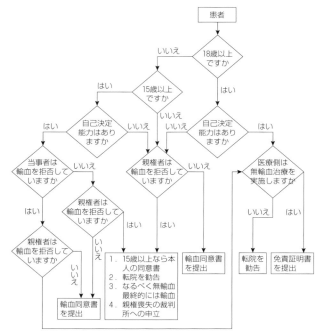

図7‐2　未成年者における輸血同意と拒否のフローチャート
出典：日本輸血・細胞治療学会（2008a）.

2　臨床倫理
—— 4分割法で考える ——

　上記のビーチャムとチルドレスの医療倫理の4原則への批判は多い．原理同士が衝突した場合，結局，何に重きをおくのかという問題に終始するからである．その際，人によって尊重すべきと思う原則が違ってくることもある．したがって具体的な行為の指針をえられにくい．ジョンセンら（1992）は，「臨床倫理」を提唱し，医学的適応，患者の意向，QOL，周囲の状況の4項目について，各ケースを分析し検討するための4分割表を構築した．（**表7‐1**）

　この4分割法は，目の前のケースについて，問題点の見落としがないように細かく洗い出して整理し，関係者で共有するには有効である．また，治療方針

表7-1 臨床倫理4分割表

1）医学的適応（Medical Indication） 　　善行，無危害の原則 ①患者の医学的問題は何か？（病歴，診断，予後） ②急性か，慢性か，渋滞か，救急か？ ③治療の目標は何か？ ④治療が成功する確率は？ ⑤治療が奏功しない（効かない）場合の計画は何か？ 　要約すると，この患者が医学的および看護的ケアからどれくらい利益をえられるか，またどのように害を避けることができるか？	3）患者の意向（Patient Preference） 　　自律尊重の原則 ①患者には精神的判断能力と法的対応能力があるか？ ②対応能力がある場合，患者は治療への意向についてどう言っているか？ ③患者は利益とリスクについて知らされ，それを理解し，同意しているか？ ④対応能力がない場合，適切な代理人は誰か？ ⑤患者は以前に意向を示したことがあるか，事前指示はあるか？ ⑥患者は治療に非協力的か，または協力できない状態か？ 　その場合，なぜか？ 　要約すると，患者の選択権は倫理，法律上，最大限に尊重されているか？
2）QOL（Quality of Life） 　　善行，無危害，自律尊重の原則 ①治療した場合，しなかった場合に通常の生活に復帰できる見込みはどの程度か？ ②治療が成功した場合，患者にとって身体的，精神的，社会的に失うものは何か？ ③医療者による患者のQOL評価に偏見を抱かせる要因はあるか？ ④患者の現在の状態と予測される将来像は延命が望ましくないと判断されるかもしれない状態か？ ⑤治療をやめる計画やその理論的根拠はあるか？ ⑥緩和ケアの計画はあるか？	4）周囲の状況（Contexual Features） 　　忠実義務と公正の原則 ①治療に関する決定に影響する家族の要因はあるか？ ②治療に関する決定に影響する医療者側（医師，看護師）の要因はあるか？ ③財政的・経済的要因はあるか？ ④宗教的・文化的要因はあるか？ ⑤守秘義務を制限する要因はあるか？ ⑥資源配分の問題はあるか？ ⑦治療に関する決定に法律はどのように影響するか？ ⑧臨床研究や教育は関係しているか？ ⑨医療者や施設側で利益対立はあるか？

出典：Jonsen et al.（1992）と白浜（2004）の提唱を参照して筆者が作成した．

決定の際は，分析項目が共有できるので，関係者間で合意がえられやすいといわれる．ただし最終的に決断するときは，精査，整理され共有されたものに基づいた人間の内面の知に頼ることになる．症例を，分析されたデータとしてみるのではなく，人間をみる視座をそぎ落としてはならない．患者をあくまで1人の人間としてみるべきである．したがって4分割法を用いても，最終的にはコミュニケーション，人間関係，知識などさまざまな要因で成り立つ人間の知が要求されることにかわりはない．

3　守秘義務・個人情報保護
──援助者のモラルというより法的義務──

（1）なぜ 守秘義務があるのか

　守秘義務とは，業務上知りえた患者個人の秘密を保持する義務のことである．医療現場では，患者の個人情報に触れている事態を免れられず，患者の秘密事項を医療者が知ってしまうことが多い．患者の秘密が外部に漏れることで，患者が不利益をもたらされたり，名誉を傷つけられたりする可能性がある．医師の職業倫理としての守秘義務は，古代の「ヒポクラテスの誓い」（川田 1988）にもすでに存在しており伝統的なものであった．しかし，守秘義務は，医療者の伝統的道徳観で遵守されるべきというだけではその安全性が十分確保されないと考えられるようになり，2005（平成17）年４月「個人情報の保護に関する法律」が施行された．

　帰結主義ないし功利主義的立場からは，守秘義務による当事者間の信頼関係が形成されなければ，より良い医療を提供するための最低限の情報（既往歴，家族歴，成育歴，現病歴，生活情報など）開示がなされなくなり，正確な診断や最善の治療ができなくなるため，守秘義務は必要であると説明できる（神馬 2014）．

　また，無条件に他者を尊重せよという定言命法の要請から，秘密の取り扱いに関して，当事者の自律性が尊重されるべきであるという義務が派生し，秘密を守ることにより，当事者の信頼感・忠誠心という徳目が涵養されると義務論的に解釈される（神馬 2014）．さらに他者の人格を尊重し，医療者と患者との信頼関係を構築するのは，医療者の「徳」に支えられており，守秘義務は徳理論にも基礎づけられる（稲葉・奈良 2007）．

（2）法的にも義務付けられている守秘義務

　守秘義務は，単に道徳的に守られるべきというものではなく，関係資格者に課せられた法的義務である．以下にそれに関係する法律をあげる．

○刑法

　　第百三十四条　医師，薬剤師，医薬品販売業者，助産師，弁護士，弁護人，公証人又はこれらの職にあった者が，正当な理由がないのに，その業務上取り扱ったことについて知り得た人の秘密を漏らしたときは，六月以下の懲役又は十万円以下の罰金に処する．（略）

○保健師助産師看護師法

　　第四十二条の二　保健師，看護師又は准看護師は，正当な理由がなく，その業務上知り得た人の秘密を漏らしてはならない．保健師，看護師又は准看護師でなくなった後においても同様とする．

　　第四十四条の三　第四十二条の二の規定に違反して，業務上知り得た人の秘密を漏らした者は，六月以下の懲役又は十万円以下の罰金に処する．前項の罪は，告訴がなければ公訴を提起することができない．

〈医療関係資格に係る守秘義務に関する法〉

　　医師：刑法第134条第1項，歯科医師：刑法第134条第1項，薬剤師：刑法第134条第1項，助産師：刑法第134条第1項，保健師・看護師・准看護師：保健師助産師看護師法第42条の2，診療放射線技師：診療放射線技師法第29，臨床検査技師・衛生検査技師：臨床検査技師 衛生検査技師等に関する法律第19条，理学療法士・作業療法士：理学療法士及び作業療法士法第16条，視能訓練士：視能訓練士法第19条，臨床工学技士：臨床工学技士法第40条，義肢装具士：義肢装具士法第40条，救急救命士：救急救命士法第47条，言語聴覚士：言語聴覚士法第44条，歯科衛生士：歯科衛生士法第13条の5，歯科技工士：歯科技工士法第20条の2，あん摩マッサージ指圧師・はり師・きゅう師：あん摩マッサージ指圧師，はり師，きゅう師等に関する法律第7条の2，柔道整復師：柔道整復師法第17条の2，精神保健福祉士：精神保健福祉士法第40条

（3）守秘義務の解除

　守秘義務はその絶対性が説かれながらも，例外を認めなければ医療・福祉の実践が立ち行かない場合もある．したがって，守秘義務は，正当な理由があれば解除されるロスの「一応の義務」の範疇と理解できる．

　患者の個人情報を開示する必要が生じた場合は，開示に先立って患者に開示の同意を得なければならない，またその努力をしなければならない．患者の同意が得られない場合でも下に示したように解除できる場合がある．

　児童虐待，高齢者虐待，ドメスティックバイオレンス（DV），覚せい剤反応などの通告は守秘義務違反とならない（稲葉・奈良 2007）．

　　守秘義務解除の要件
　　　　○患者の同意がある
　　　　○患者の同意がない場合でも
　　　　　・法が情報開示を求める
　　　　　・公共の利益の観点から情報開示を求められる
　　　　　・患者の保護を目的とする
　　　　　・第 3 者の保護を目的とする

　逆に，届け出が義務づけられている場合もある．

○「感染症の予防及び感染症の患者に対する医療に関する法律12条」
　　第十二条　医師は，次に掲げる者を診断したときは，厚生労働省令で定める場合を除き，第一号に掲げる者については直ちにその者の氏名，年齢，性別その他厚生労働省令で定める事項を，第二号に掲げる者については七日以内にその者の年齢，性別その他厚生労働省令で定める事項を最寄りの保健所長を経由して都道府県知事に届け出なければならない．
　　一　一類感染症の患者，二類感染症，三類感染症又は四類感染症の患者又は無症状病原体保有者，厚生労働省令で定める五類感染症又は新型インフルエンザ等感染症の患者及び新感染症にかかっていると疑われる者
　　二　厚生労働省令で定める五類感染症の患者（厚生労働省令で定める五類感染症の無症状病原体保有者を含む.）
　　　　一類感染症（感染症法 6 条 2 項）：エボラ出血熱，痘瘡，ペスト等
　　　　二類感染症（同法 6 条 3 項）：結核，重症急性呼吸器症候群（SARS），
　　　　　　　　　　　　　　　　　　中東呼吸器症候群（MERS）等

三類感染症（同法6条4項）：コレラ，赤痢等

四類感染症（同法6条5項）：A型肝炎，マラリア，日本脳炎等

五類感染症（同法6条6項）：麻しん，後天性免疫不全症候群，
感染性胃腸炎（ロタウイルス），細菌性髄
膜炎等

2020（令和2）年1月28日，新型コロナウイルス感染症（病原体がベータコ
ロナウイルス属のコロナウイルス）が指定感染症に定められた．本書の執筆
時2020年9月時点では二類相当として扱われているが，この後に扱いが
変わっている可能性があることを申し添える．

○「児童虐待の防止等に関する法律」
　第六条　児童虐待を受けたと思われる児童を発見した者は，速やかに，
これを市町村，都道府県の設置する福祉事務所若しくは児童相談所又は
児童委員を介して市町村，都道府県の設置する福祉事務所若しくは児童
相談所に通告しなければならない．

4　インフォームド・コンセント（説明と同意）
──同意のための説明ではない──

　インフォームド・コンセントとは，医療行為をする際，医療従事者が患者へ，
事前に，当該医療行為の目的や内容，危険性等について説明をし，患者がその
実施に対して同意を与えることを意味する（前田 2016）．また，インフォーム
ド・コンセントという言葉は，それを得ないで医療行為をした場合，医療従事
者等に損害賠償責任が生じることを意味する．

　医療倫理の4原則からインフォームド・コンセントの意義を分析すると，患
者の意思を尊重すべしという自律尊重原則，患者の利益をもたらすべしという
善行原則，患者に危害が及ばないように配意すべしという無危害原則を支持す
るものである（水野 2007）．

　したがって，患者の同意を得ることが説明の目的（同意書をとるために説明す
る）になっていないかを，医療者は常に省みる必要があろう．

（1）同意能力

インフォームド・コンセントが成立するには，患者の理解能力と決定能力が必要である（江口 2004）．トマス・グリッソ，ポール・S. アッペルボーム（Thomas Grisso, Paul S. Appelbaum 2000）は，患者の判断能力について ① 治療上の意向や選択を表明できる ② 開示された情報を理解できる ③ 理解した情報が当人の状況にあてはまることを認識できる ④ 治療についての情報と本人の意向に基づいて論理的に思考できると説明している．

同意能力のない成人患者

では遷延性意識障害のように同意能力がない場合はどうなるのであろうか．

同意能力のない患者が，医療内容の事前指示を残していれば，それは尊重される．医療内容の事前指示がないか，残されている指示がその状況に当てはまらない場合，患者が代理人（代諾者）を指示していれば，その代理人が医療の内容を決めることになる．代理人が指示されていない場合は，代諾者を選ぶ（水野 2007）．

（2）事前指示

事前指示とは，「患者あるいは健常人が，将来自らが判断能力を失った際に自分に行われる医療行為に対する意向を前もって意思表示すること」（赤林他 1997）である．事前指示とは，① 意思を表示できなくなった場合に，決定を行う代理人を指名しておくこと（代理人指示），② 治療についての本人の要望を示したもの（内容的指示）の２つをいう（水野 2007）．

（3）代諾者

患者が代理人指示を残さずに同意能力を失った場合，代諾者を選ぶのであるが，現状では多くは家族が選ばれる．しかし，簡単に家族といっても，患者の家族がいない，患者の家族に同意能力がない，家族間で意見の対立があり治療方針が決められない，患者の利益にならないと思われる治療方針を言ってくるなど問題も多い（水野 2007）．

代行判断基準

　　同意能力を失った患者が，「もし同意能力があったとしたら，こうした
　であろう」と考えられる決定を代諾者がするときの基準を代行判断基準
　という．代諾者が患者の考え方や価値基準をよく知っている場合に適応
　できるが，生命維持装置の差し控えや中止を推定するためには，その推
　定に説得力のある証拠が求められることが多い（丸山 1995）.

最善の利益基準

　　同意能力のない患者がその能力を失う前に抱いていた治療に関する意向
　がわからない場合は，患者の最善の利益になる決定を要求する最善の利
　益基準が適用される（善行原則）.

（4）同意能力のない未成年の患者

　未成年者の場合は，原則として親が代諾者になる．親が精神疾患，アルコー
ル依存症，薬物中毒者，知的障害，育児放棄，精神的社会的に極めて未熟であ
るためなど，判断能力がないとされた場合，主治医は，患者の親族に代諾を依
頼することがある（水野 2007）.

　また，親の決定が子どもの最善の利益に反すると医師が判断した場合，たと
えば宗教上の理由で子どもへの輸血を拒否した場合などは，ガイドラインにし
たがって子どもの最善の利益に資するよう努める（日本輸血・治療細胞学会 2008）.

5　臨床における倫理的考量の補助線
——当事者の苦しみに焦点を当てる——

　ここまでの倫理理論等の概説から，理論や原則同士の衝突によって判断に苦
慮する場合も少なからずあることがわかった.

　医療における倫理問題は，社会規範に則っているとか，法律に抵触していな
いといったことだけでは解決できない事案がほとんどであり，関係者らは合法
とされる行為の外側で苦悩するのである.

　「臨床倫理」には分析のためのたくさんの項目が提示されているが，「関わる
人たちの苦しみが何なのか」という項目はなかった．臨床で倫理案件や援助方

針を議論する際は，患者・利用者そして援助者の語りに秘められた苦しみに目
を向けるべきであろう．当事者の語りに進むべき道のメルクマールが隠れてい
る．

　援助者には「患者・利用者の苦しみがどのようなもので，何が最も苦しいの
か，何を最優先に解決してほしいのか」という視点が必要になってくる．その
ためには「苦しみとはなにか？」を構造的に理解できなければならないし，そ
の理解のためには会話の構造や意味を知らなければならない．（第Ⅳ部　援助的
コミュニケーション論参照）もちろん当事者の苦しみの語りだけが，援助行為決定
の判断基準にはならないが，少なくとも「自分の苦しみが他者によって受け取
られている」「自分の苦しみが蚊帳の外に置かれていない」ことで，決定され
た援助行為への当事者の納得の仕方が違ってくる．

　ケースの内容を検討し援助行為を決定する際，最終的には人が決断をくだす
しかない．そこには関係者のコミュニケーション力という最重要課題が待ち構
える．特に「患者の自己決定（自律尊重）」「インフォームド・コンセント（説明
と同意）」の場面では，患者・利用者と援助者間のコミュニケーションの在り方
が肝要になる．

　第Ⅳ部で「苦しみ」「言語」「こころ」をキーワードとして，援助的コミュニ
ケーション論を展開する．

注
　1 ）宗教的輸血拒否に関するガイドライン（抜粋）（フローチャート図 7 - 2 参照）
　　　Ⅰ．当事者が18歳以上で医療に関する判断能力がある人の場合（なお，医療に関する
　　　判断能力は主治医を含めた複数の医師によって評価する）
　　　　（1）医療側が無輸血治療を最後まで貫く場合，当事者は，医療側に本人署名の「免責
　　　　　証明書」を提出する．
　　　　（2）医療側は無輸血治療が難しいと判断した場合，医療側は，当事者に早めに転院を
　　　　　勧告する．
　　　Ⅱ．当事者が18歳未満，または医療に関する判断能力がないと判断される場合
　　　　　親権者が拒否するが，当事者が15歳未満，または医療に関する判断能力がない場
　　　　　合
　　　　① 親権者の双方が拒否する場合，医療側は，親権者の理解を得られるように努力
　　　　　し，なるべく無輸血治療を行うが，最終的に輸血が必要になれば，輸血を行う．

親権者の同意が全く得られず，むしろ治療行為が阻害されるような状況においては，児童相談所に虐待通告し，児童相談所で一時保護の上，児童相談所から親権喪失を申し立て，あわせて親権者の職務停止の処分を受け，親権代行者の同意により輸血を行う．

② 親権者の一方が輸血に同意し，他方が拒否する場合，親権者の双方の同意を得るよう努力するが，緊急を要する場合などには，輸血を希望する親権者の同意に基づいて輸血を行う．

日本輸血・細胞治療学会（2008b）

第Ⅲ部　患者差別の青史 ——隔離収容の爪痕は今も疼く——

近代以降の日本社会が，精神障がい者に対していかなる態度で接してきたのか，また「らい予防法」によってハンセン病患者や家族がどのような差別を受け苦しんできたのかを詳解する．第Ⅱ部で示した倫理理論や医療倫理が発動されない時代の歴史的事実から倫理の意味を再確認し，我々があるべき姿を思い描いてもらいたい．

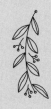
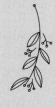

第 8 章

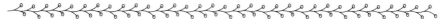

日本の精神医療の歴史
──近代以降の精神衛生行政にみる精神障がい者の処遇──

　本章は，佐藤泰子（2020）「日本の精神医療の歴史」（松本卓也・武本一美編著『メンタルヘルスの理解のために』ミネルヴァ書房）の一部を加筆修正したものである．この章では年号を元号（西暦）で表記する．

　精神障がいは，「逸脱」として社会の中に現れる．精神障がい者が社会から排除の対象として認識されてしまうのも，この「逸脱」によるものである．デュルケム（Émile Durkheim 1938）は，「逸脱」は，社会に普遍的に存在するものであるとし，また「逸脱」の背後には迫害と権力の構図があるという．

　日本でも明治以降の精神衛生行政は，精神障がい者に対して隔離収容の施策を講じてきた．平成 7（1995）年の「精神保健及び精神障がい者福祉に関する法律」（通称：精神保健福祉法）によって，ようやく精神障がい者の人権擁護，社会復帰，地域生活への導きが図られていった．本章では近代以降の精神衛生行政と精神障がい者の処遇について概説する．

1　明治初期の精神病院
──「癲狂院」とよばれた──

（1）京都癲狂院──日本初の精神病院は京都にあった──
　日本で最初の公立精神病院である京都癲狂院が，現在の京都市東山区の南禅寺方丈を用いて明治 8（1875）年 7 月25日に開業した（岡田 2002）．それより以前は，京都の北東部に位置する岩倉で，精神障がい者などを農家や茶屋（宿屋）などがあずかる「患者預かり」があった（中村 2013）．京都府は，京都癲狂院の設立とともに，岩倉における「患者預かり」を禁止した．

　京都癲狂院は財政困難と政策の変更により，明治15（1882）年に廃院となった．京都癲狂院が閉鎖されると，患者は再び岩倉へ戻ってきた．しかし「岩倉では患者に医療を施していない」との批判をうけ，岩倉の茶屋は癲狂院を設立せざるをえなくなった．明治17（1884）年，村の有力者と茶屋の合資で岩倉癲狂院を設立し患者を受け入れることになった（中村 2013）．

　京都府立の京都癲狂院の廃院と同時に，棚橋元章が，医療器具，構造物，調度の一切をゆずりうけて禅林寺（永観堂）境内に私立の京都癲狂院（後の川越病院）を設立した（京都府立醫科大學創立八十周年記念事業委員會 1955）．

（2）東京府癲狂院——後の東京府巣鴨病院，現在の松沢病院のはじまり——

　明治 5（1872）年，ロシア帝国のアレクセイ大公が来日することになり，東京府は来日の前日10月15日に府内の浮浪者を場当たり的に一斉収容した．集められた人たちは会議所付養育院と称した本郷の長屋に収容された（岡田 1981）．その後，養育院の建物をかりて明治12（1879）年に東京府癲狂院が発足した（岡田 1981）．その後，各地に癲狂院がつくられていく．

　当時の収容状況を憂いた呉秀三は「恰（あたか）も動物を飼養するの観をなしたり」（呉 1977複製版）と評している．この状況は，これ以降の悲惨な精神障がい者処遇の予兆でもある．

2　明治初期から第 2 次世界大戦まで
——隔離収容が進む背景——

（1）明治初期の精神衛生行政——治安維持目的だった——

　明治初期の東京番人規則には，「路上狂癲人あれば，之を取押へ警部の指揮を受く」（原文のまま）（岡田 2002）とある．呉秀三の『我邦ニ於ケル精神病ニ関スル最近ノ施設』の「精神病ニ関スル法律又ハ命令ノ変遷」には，理由を明らかにして警察に願い出て許可を得るべしと通知した警視庁布達などが記されている（呉1977複製版）．精神衛生行政が，当時警察行政の一部であることから，治安目的があったことがうかがえる．

（2）精神病者監護法——私宅監置による精神障がい者の隔離監禁——

　精神病者監護法が，明治33（1900）年3月10日に公布された（金子他 1982）．この法律は，精神障がい者の監護義務者を定め，精神障がい者を私宅に監置する手続きを定めたものであった．精神病者監護法は，精神障がい者への不法監禁を防止するためのものとされるが，背後にある目的は，治安的隔離監禁であった（加藤 1990）．私宅に監置する費用は非監護者，扶養家族の負担であった（吉岡 1964）．

（3）呉秀三らによる私宅監置調査——不衛生な環境で拘束——

　ドイツ・オーストリア留学から明治34（1901）年に帰国した呉秀三は，東京帝国大学教授に着任，東京府巣鴨病院（旧東京府癲狂院）医長となった（岡田 1981）．

　ピネルの病院改革，コノリーの無拘束運動を学んだ呉は，樫田五郎とともに私宅監置の状況を調査し『精神病者私宅監置ノ實況及ビ其統計的観察』（呉・樫田 1973復刻版）をまとめた．私宅監置では，患者を1歩も外に出さないようにと指導されており，不衛生な環境で拘束されていた（図8-1）．移送の際は腰縄をつけられたり（図8-2），竹で編んだ棺桶のようなものに入れられて移送される（図8-3）など犯罪者のごとく扱われていた．呉は，その窮状を憂い，私宅監置の廃止と精神病院の建設を主張した（風祭 2000）．

（4）精神病者監護法と精神病院法——2つの隔離収容形態——

　大正8（1919）年3月27日には精神病院法が公布されたが，このとき精神病者監護法はまだ施行中であり，精神障がい者は精神病者監護法と精神病院法の2つの法律によって処遇されることになった．精神病院法が施行されても，公立精神病院建設は予算不足で進まなかったため（精神保健福祉研究会 2011），私立精神病院を公立精神病院の代用精神病院に指定していた（吉川 2000）．病床不足と患者や家族の経済的理由などによって私宅監置は続いていくことになる（橋本 2011）．第2次世界大戦後に奄美地方を調査した佐藤幹正（1955）は，継続されていた私宅監置室の悲惨な状況を報告している（図8-4）．

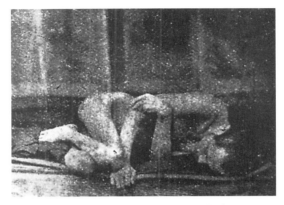

図8-1　「病者は裸体トナリテ牀上ニ横臥シ,
　　　其四肢ハ拘攣ヲ來タシ巻縮ス」
　　出典：呉秀三・樫田五郎（1918）『精神病者私宅監置ノ実況及びビ
　　　　其統計的観察』精神医学神経学古典刊行会　所収.

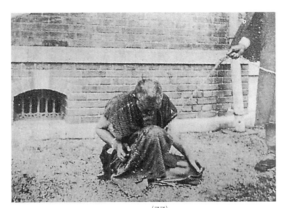

図8-2　「精神病者ノ輸送方^{（ママ）}」（腰縄をつけられた移送
　　　のようす）
　　出典：呉秀三（1977）『我邦ニ於ケル精神病ニ関スル最近ノ施設』
　　　　精神医学神経学古典刊行会　所収.

（5）精神病院での患者の処遇——劣悪な状況——

　精神病院内での明治31（1898）年前後の患者の処遇について,『私説松沢病院史』「第4章　患者がみた巣鴨病院の実情」から一部を紹介する.
「かれら（看護人）は,患者になるだけ食事をさせず（中略）故なくして患者を

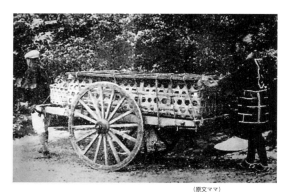

図8-3 「精神病者ノ輸送方」(原文ママ)

出典：呉秀三（1977）『我邦ニ於ケル精神病ニ関スル最近ノ施設』
精神医学神経学古典刊行会 所収.

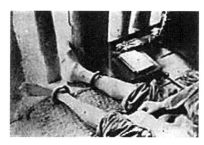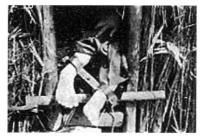

図8-4 第2次世界大戦後も奄美地方でみられた手足固定した私宅監置のようす

出典：佐藤幹正（1955）「奄美地方復帰当時における精神病患者の処遇情況について」『九州神経精神
医学』4（3-4），pp. 16-25 所収.

　うつ，けることは普通だが，見舞い人のまえでは患者があばれ危険な行為をし
ても決してうつことなく傍観しているだけなので，見舞い人はありがたい親切
な看護人として涙にむせぶのである．かれらが新患者をうち，けるのは当院の
習慣で，かれらは新患者にたいし（中略）『医長から獣類の様に取り扱えと命ぜ
られている』と．（中略）ある患者は入院当時すこしあばれたので，手革足革を
かけられたまま裸体のままでついに餓死させられた」という記録がみられる．
また，医員についても同じような態度があったことが記されている．
　また明治36（1903）年5月7日から連日，読売新聞は「人類最大暗黒界 瘋癲
病院」と題して，精神病院の実情に関する暴露的記事を連載した（岡田他 2010）.

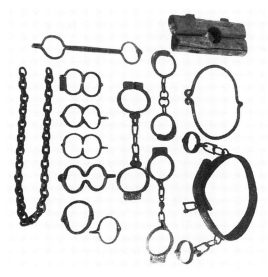

図8-5　患者の拘束に用いた道具
出典：岡田靖雄（1981）『私説松沢病院史』岩崎学術出版社　所収.

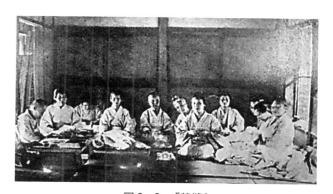

図8-6　「裁縫」
出典：呉秀三（1894・1895）『精神病学要集 下』精神医学神経学古典刊行会
　　所収.

　この頃，呉秀三は，精神病院の悲惨さを憂い，手革足革を廃止し（**図8-5**），
病衣の背中に染めぬかれていた「狂」の文字も廃止した．明治37（1904）年に
は作業療法も開始する（岡田 1982）．病室を清潔にして女室には裁縫室を設置
（**図8-6**），希望者には草取りをさせて，その慰労費を呉が負担した（岡田 1981）.

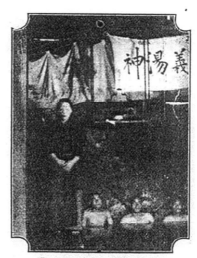

**図8-7　定義温泉岩窟内浴場での
入浴のようす**
出典：中村古峡（1916）『仙南仙北温泉游記』
古峡社　所収．

看護人採用には，読み書きや算術の試験を行った（岡田 2002）．

（6）精神障がい者の行き場としての保養所——温泉，民間療法——

精神障がい者のための保養所も存在していた（橋本 2010，2011）．そこでは水浴，灌滝，祈祷などの旧来の民間療法を精神障がい者に施していた．

中村古峡（1916）は『仙南仙北温泉游記』の「山中の癲狂院」の節で，精神障がい者が多く利用していた宮城県の定義温泉のようすを報告している．患者らが温い湯のせいで長湯をしてしまう状況や「狂乱にまで達している病人を拘禁して只一人入浴させるところがある」ことを伝えている（図8-7）．昭和16（1941）年頃の定義温泉調査記録では，「暴れる患者は後ろ手に縛られ，さらに十文字にたすきがけにされて（中略）一週間以上も目かくしをしてくくり付けられ（中略）食事も与えられず湯に入っていた．（中略）逃げるおそれがあると足錠を有料で借りて履かせた」（八木・田辺 2002）とある．

今泉山静養所は，鎌倉の称名寺住職成実隋翁が，フィリップ・ピネル（鈴

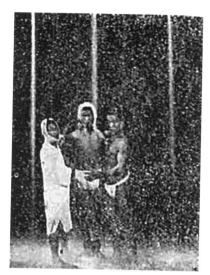

図8-8　「手拭ヲ以テ両上肢ヲ後ロ
手ニ縛リ（略）患者ノ意ノ進
マヌニモ拘ラズ頭部ヨリ瀧ニ
浴セシメ（略）」
出典：呉秀三・樫田五郎（1918）『精神病者私
宅監置ノ実況及ビ其統計的観察』精神
医学神経学古典刊行会　所収.

木・北中 2016）に共感して，大正4（1915）年に設立したもので，入所者は浮浪
者，売春婦，統合失調症，躁うつ病者などであった．手芸，菜園耕作，法話，
読経，水浴，夏の灌滝，散歩などの民間療法が行われていた（八木・田辺 2002）.

　呉は，『精神病者私宅監置ノ實況及ビ其統計的観察』（呉・樫田 1918）のなか
の「民間療方ノ實況」（原文のまま）の章で，灌滝の有効性に疑問を呈している.

　「興奮ぎみの破瓜病患者を合力（ごうりき）二人で抱き上げ手ぬぐいで両手両
足を縛り，滝壺に連れて行き患者が嫌がっているにも関わらず頭から滝に打た
せたところ，滝に打たせる前より独語がひどくなった」（図8-8）

　「産後の疲労恢復が遅い患者が不可解な言葉を発するという理由で，家族が
心臓や頭を水で冷やしていたが良くならないので，夫は合力とともに患者を滝
壺に連れていき，背中を滝に打たせた．四肢が冷えきって状態が悪化したので，
視察者であった呉が応急処置をして回復した．夫を説得して入院させ，10日後

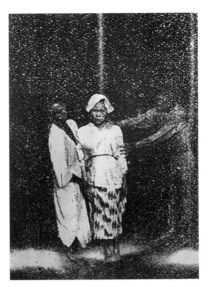

図8-9　「出産は尋常ナリシガ，出
　　　　産後疲労恢復セズ，不可解ノ
　　　　言語ヲ發シ，胸中苦悶モアリ
　　　　タリ」
出典：呉秀三・樫田五郎（1918）『精神病者私
　　　宅監置ノ実況及ビ其統計的観察』精神
　　　医学神経学古典刊行会　所収.

すっかり良くなっていた」（図8-9）と報告しており，呉は灌滝の効能に疑問
をもっていたことがうかがえる.

3　第2次世界大戦前後から現代
── 人権侵害は苛烈に ──

（1）国民優生法──優生思想のもとでの断種法──

　明治後期，『日本人種改造論』（海野 1910）などの優生思想を主張する書物が
世に存在していた（鈴木 2010）. 優生思想とは，「劣った者」の遺伝子を淘汰す
ることで人類の遺伝的劣化を防ぎ，後世に優れた人間を残すという思想である.
昭和5（1930）年，優生思想を説いてきた永井 潜 を理事長とする日本民族衛生

学会が創立された（岡田 2002）.

　この頃，ナチス政権下のドイツでは，優生思想が浸透しており，1933年に遺伝病子孫防止法が制定（市野川 2000）された．これに影響され，日本での断種法制定の動きが加速された（末永 2009）.「悪血の泉を断って護る民族の花園」（読売新聞 1936年12月13日），「時代の要望 "断種法" を厚生省がいよいよ取り上げ」（読売新聞 1938年 1 月28日）などの記事（岡田他 2010）も国民優生法成立に加功したと考えられる.

　一方，警視庁技師金子準二，慶応義塾大学医学部教授植松七九郎らが断種法反対の声をあげた（岡田 1999）. しかし，昭和15（1940）年国民優生法は可決成立した．この法律の対象とされた障がい者などに断種，不妊手術（優生手術とよばれる）を施行することにより障がい者を増やさないようにしようとしたのである.

（2）優生保護法──障がい者の優生手術──

　昭和23（1948）年 7 月13日，国民優生法は廃止され優生保護法が公布された（松原 2000）. 優生保護法は，国民優生法に妊娠中絶の合法化を加えた法案を修正して成立したものである（岡田 2002）.

　優生保護法の優生手術（断種，不妊手術）に関する部分では，遺伝性疾患患者本人の同意と医師の認定による優生手術と，審査による強制優生手術が規定された.

　強制優生手術の対象疾患として，「遺伝性精神病，遺伝性精神薄弱，顕著な遺伝性精神病質症（顕著な性欲異常，犯罪傾向），顕著な遺伝性身体疾患，強度な遺伝性奇形」（原文のまま）などがあげられた（松原 2000）. ここでは精神障害を遺伝性と明記している（現在では他の要因も考えられている）.

　優生保護法は，平成 8（1996）年に母体保護法に改定される.

（3）精神衛生法による精神病院建設ブーム──精神病院に詰め込まれる患者──

　戦前において精神障がい者の処遇を規定していたのは，明治33（1900）年公布の精神病者監護法，大正 8（1919）年公布の精神病院法の 2 つの法律であった．戦後，2 つの法律の 1 本化の要請により，昭和25（1950）年 5 月 1 日に精

神衛生法が公布施行され，精神病者監護法と精神病院法は廃止された（岡田 2002）．

　昭和29（1954）年に厚生省が実施した「第1回全国精神衛生実態調査」の結果，全国の精神障がい者はおよそ130万人で，そのうち施設収容が必要と考えられる精神病患者は約25万人と推定された．当時の日本の精神科病床は約3万5000床で，病床不足が明らかとなった（西村他 1999）．当時の精神衛生における喫緊の課題は精神科病床の増床であり，精神病院建設がブームとなった．

　急激に増床された精神病院に患者が詰め込まれていき，精神病院は収容施設と化していった（田原・小野 1995）．「遊び治療」と称する開放主義への方法として，動かない患者に電気ショックをかけヒロポンを内服させることを繰り返すといった記録がある（松沢病院医局病院問題研究会 1983）．当時の日本医師会会長武見太郎の「精神病院は牧畜業だ」という言葉は，精神病院建設ブームに乗った精神医療の杜撰さを揶揄しており，後に発覚する精神病院での患者リンチ殺害，虐待事件などの多発を予感させる．

（4）ライシャワー駐日大使刺傷事件
――治安維持的色彩の強いものへ精神衛生法改正――

　昭和39（1964）年3月24日，アメリカ合衆国駐日大使エドウィン・ライシャワー氏が，精神分裂病（統合失調症）で入院経験のある19歳の少年に右股を刺された．翌日の朝刊では「野放し状態なくせ」という言葉がおどった（朝日新聞 昭和39年3月25日）．

　当時の警察当局が「精神病者は潜在的に犯罪傾向があるとことを前提」とした発言をし（土門 1990），厚生大臣は「精神衛生法を改正して，自傷他害の恐れのある精神障がい者を警察に通報する義務を設ける」などの方針を決めた（岡田 2002）．この精神衛生法の改正には，学会や病院が強く反対し（日本精神衛生会 2002），精神医療の警察行政への逆戻りはなんとか阻止された（蜂矢 1981）．

　しかし，翌年1965年6月に第12次改正が成立した．この第12次改正では，緊急入院制度新設，精神病院無断退去者への措置強化，措置入院患者に関する都道府県知事の権限強化などが盛り込まれ，治安維持的色彩の強いものへと変わった（岡田 2002）ことは否めない．

4　精神障がい者福祉
──人権保護への道──

（1）精神病院での患者リンチ殺害事件発覚──国際的批判を受ける──

　昭和56（1981）年の国際障がい者年，昭和58（1983）年からの「国連障がい者
の10年」は精神障がい者福祉に大きな影響を与えた．機能障がい，能力障がい，
社会的不利といった障がい概念が精神障がい者にも適応され，医療従事者，患
者自身，患者の家族らに新しい発想をもたらし（桑原 1999），小規模共同作業
所の設立に至った．これは「脱隔離収容」中心主義をけん引していく分水嶺と
なった．

　精神衛生行政が「脱隔離収容」へと舵を切り始めていた頃，スキャンダラス
な事件が世間を驚かした．大和川病院（昭和55年，当該病院2度目の事件），宇都宮
病院（昭和59年）で，患者をリンチ殺害していたことが発覚した（長野 1994,
1997）のである．他にも各地の精神病院での患者虐待，リンチ殺害，不正医療
が発覚し，人々を震撼させた．

　日本の精神医療の構造的根本的欠陥が暴露され，わが国の精神医療は厳しい
国際的批判を受けた．国際法律家委員会（International Commission of Jurists: ICJ）
と国際医療職専門委員会（Illinois Council of Health -System Pharmacists: ICHP）の
合同調査団の来日など国外からの力も加わり，国内の精神医療は大幅な見直し
を迫られた（日本精神衛生会 2002，瀬戸山他 2013）．これによって隔離収容医療か
らの脱却は加速することになる．

　政府は精神医療行政の先進諸国からの遅れを認め，精神保健法が昭和62
（1987）年公布，翌年に施行された（藤野 2005）．この法律によって，はじめて任
意入退院が認められた．さらに措置入院の妥当性を定期的に審査する，あるい
は本人や家族の要求があれば精神医療審査会において審査に応じることになり
（小松 1990，桑原 1999）人権擁護の動きが始まった．

（2）精神保健及び精神障害者福祉に関する法律──社会復帰の促進──

　平成5（1993）年の障害者基本法成立の流れに伴い，平成7（1995）年7月1

日に精神保健及び精神障害者福祉に関する法律（略称：精神保健福祉法）が施行された．そこには，精神障害者保健福祉手帳の創設，社会復帰施設規定，通院患者リハビリテーション事業の法制化などが明記され，人権に配慮した適正な精神医療の確保，社会復帰の促進，福祉政策の充実がうたわれた（精神保健福祉研究会 2011）．

　また精神障がい者の社会復帰に関する相談援助を行う精神保健福祉士が国家資格として創設された（柏木 2000）．平成10（1998）年4月1日より精神保健福祉士法が施行され（精神保健福祉研究会，2011），精神障がい者の「生活のしづらさ」に対応する生活支援に重点が置かれることになった（瀬戸山他 2013）．

　平成16（2004）年に厚生労働省 精神保健対策本部でとりまとめられた精神保健医療福祉の改革ビジョン（2004）は「入院医療中心から地域生活中心へ」というものである．そこでは，① 精神疾患に関する国民理解の深化，② 精神医療体系の再編，③ 地域生活支援体制の強化が目標として挙げられている（厚生労働省 2004）．②③は予算次第で実現への活路が見えるだろう，しかし①の国民理解の深化については，厳しい障壁が立ちはだかっているかもしれない．これまでの精神衛生行政のなかで国民に刻み込まれた精神障がい者への偏見が，政策によって払拭されるとは考えにくいからである．

　明治以降の精神衛生行政史をたどっていると，イヴァン・イリイチ（Illich Ivan 1975）の言葉が想起される．
「病院はナルシスム的な科学主義の記念碑，礎石がおかれたときには勢力があったが，その後しばしば時代遅れの専門家の偏見を具体的に表現するものとなっているのである」
　医療は，逸脱に対して，官僚的科学的医療化構造のなかで，その力を発揮するのは確かである．しかし，その力に潜在する支配構造に対して常なる検証が必要であることをここまでにみた近代精神医療の歴史は教えている．

（3）精神障がい者解放の前に立ちはだかる難攻不落の漆喰壁の正体
——家族の苦しみ——

近代以降の精神障がい者の処遇に関する規則や法律を概観することで，精神

障がい者が置かれてきた状況をみてきた．そこには監禁，虐待など人権侵害の構図が露わとなっていた．現在ようやく，人として当たり前の権利や生活を手に入れることが法律によって認められたのであるが，国民の理解という大きな壁がまだ精神障がい者の前にそびえ立つ．

　宗像恒次（1984）の調査によると，精神障がい者の家族の50％以上が精神障がいのある家族を「家の恥」と感じていることを報告している．「手がつけられない」と困りはてた家族が「どこにも断られ，大和川病院だけが受け入れてくれた」と話すインタビューがテレビで流れていた．皮肉にも大和川病院とは，患者リンチ殺人や人権侵害，不正診療などが発覚し，閉鎖になった病院である．「とにかくどこかに受け入れてもらいたい」と考えた家族の苦しみを責めることはできない．

　また精神病院では20年，30年という長期入院者が多かったことに驚く．「厄介な逸脱者は排除する」という難攻不落の壁を頑強にしている漆喰の調達者は，行政，地域住民だけでなく，実は家族も含まれるのかもしれない．生活のために排除せざるを得なかった家族の苦悩は精神医療史の「地」に埋もれ「図」となることがなかった．しかし，目を凝らせば，精神医療史のいたるところに家族の苦悩がかすかに「図」となって透けて見えていた．家族の塗炭の苦しみに焦点を当てた調査研究にも注目する必要がある．

注

1）　京都市の岩倉には，後三条天皇（1068〜1072年在位）の第三皇女が精神の病を患った際，岩倉にある大雲寺の観音に祈り，井戸の水を飲んだところ病が治ったという伝承があり，精神障がい者が岩倉の大雲寺に集まるようになる．養生するためには何日もそこに留まる必要があり，茶屋や農家に泊めてもらうことになった．

　　しかし家族が患者ともに岩倉に長く滞在することは，費用や生活面で負担が大きい．「強力」（金川・堀 2009）と呼ばれる介抱人の存在に依存する形で茶屋は患者の受け入れを生業にして業務を拡大し，17世紀から18世紀にかけて，岩倉での「患者預かり」は盛んになった．しかし明治になり，西洋医学が導入されてくると，「岩倉では患者に医療を施していない」と批判の目が向けられた．土屋榮吉（1930）は「狂者の取扱や看護に慣れたる者を強力と称し，狂者の挙動に応じて任意なる取扱をなし，また多種多様の強制器具をも工夫して（略）」と報告している．

　　明治8（1875）年に日本で初めての公立精神病院である京都癲狂院が京都市の東部

　　にある南禅寺境内に開業し，岩倉の茶屋は「患者預かり」を禁止される（中村 2013）.

2）　ヒロポンの一般名はメタンフェタミン塩酸塩. 日本では「限定的な医療・研究用途
　　での使用」以外は厳しく制限されている覚せい剤. 戦時下での日本軍が疲労回復目的で
　　使用した. 戦後，大量に市場に流出し，1951（昭和26）年に覚せい剤取締法により使
　　用・所持禁止となった.

第9章

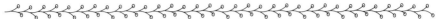

ハンセン病患者の苦難の歴史
──患者と家族の苦しみ──

　ハンセン病とは，かつては不治の病とされたが，1947（昭和22）年に，アメリカで開発された「プロミン」という特効薬が輸入されたことによって，治療は飛躍的に前進した（森・石井 2006）．その後の薬の開発によって，現在では早期治癒が可能となり（田中 2016），日本では新患者の発生はほとんどない．しかし，回復後も，顔や手足の変形や機能障がいなどの後遺症が残ったため，また古来からの遺伝説・天刑説（前世の悪行に対する罰）が払拭されず，ハンセン病患者は，世間からの偏見・差別に生涯苦しめられることになった．

　ハンセン病は医学的に隔離は必要なかったにも関わらず，ハンセン病者隔離政策は，国民の意識深くにハンセン病患者に対する偏見・差別を根付かせた．患者だけでなく家族，縁者の人生にも取り返しのつかない禍根を残した．

　家族や幼なじみと無邪気に遊びたかった子ども時代も夢見る青春も取り返せない．ハンセン病患者は，家族を捨て，名前を捨て，愛するものすべてを捨て，偏見と差別のなかを生きていかなければならなかった．このような理不尽な歴史が，動かさざる事実として存在している．ここではハンセン病の歴史と，元患者，家族が経験した語りつくせない艱難辛苦のわずかな辺縁を述べる．

1　ハンセン病の歴史
──偏見と差別のなかを生きる──

（1）古代から存在していた──インドの紀元前6000年頃が最古──

　ハンセン病の歴史的記録は，インドの紀元前6000年頃が最古のもので，神経麻痺，獅子様顔貌，手指切断などを特徴とする疾患が記述されている（Lowe 1942）．この病気は紀元前4世紀のアレキサンダー大王の東インド遠征によっ

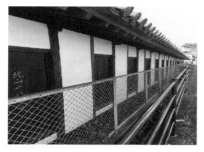 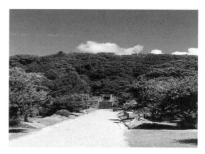

図 9 - 1　奈良市北山十八間戸 (左) とその近くにある聖武天皇・光明皇后陵 (右)
出典：筆者撮影.

てギリシャにもたらされ，その後ローマを経て1096年に始まった十字軍により全ヨーロッパに広がったといわれている (山川他 2009).

　日本では，奈良時代の聖武天皇の妃，光明皇后 (701〜760) にまつわる説話がある. 光明皇后は，千人の病者の垢を落すことを誓った. 皇后の前に，最後の 1 人としてあらわれたのが全身膿だらけのハンセン病の男であった. しかもその男は「もしこの膿をだれかが吸ってくれたら必ず病は癒える」と告げる. 皇后はハンセン病者に唇をつけ，膿をすっかり吸いとる. すると男はたちまち大光明を放ち仏の姿と化して天上したという (平尾 2011). 鎌倉時代の僧侶，忍性は，らい病や難病を患った者の救済のために奈良に北山十八間戸 (図 9 - 1) を建立したといわれている (高木 2001).

（2）ハンセン病政策の流れ (図 9 - 2) ──法律的強制隔離推進──

　ハンセン病の原因は長い間不明で民衆から恐れられてきたが，ノルウェーの細菌学者アルマウェル・ハンセン (Armauer Hansen, 1841〜1912) が1873年に「らい菌」(Mycobacterium leprae) を発見した. 1897 (明治30) 年10月にベルリンで開催された「第 1 回国際らい会議」ではハンセン病が感染症であることが確認されると共に，隔離が提唱された (森・石井 2007).

　この会議には，当時，ドイツに留学中であった土肥慶蔵 (1866〜1931) が出席しており，彼はその後，日本において隔離を提唱した. 同じくドイツ留学組である山根正次，北里柴三郎も隔離を強力に支持した. 光田健輔は養育院 (東京市) に回春病室を設置，ハンセン病患者の隔離，治療を行った (光田 1950).

1907（明治40）年	癩豫防ニ関スル件
1931（昭和 6 ）年	癩予防法
1940（昭和15）年	国民優生法
1948（昭和23）年	優生保護法
1953（昭和26）年	らい予防法
1996（平成 8 ）年	らい予防法の廃止に関する法律
	（優生保護法は母体保護法に改正）
2001（平成13）年	ハンセン病療養所入所者等に対する補償金の支給
	等に関する法律

図 9 - 2　参照 2　ハンセン病に関係する法律の変遷
出典：筆者作成.

　「第 1 回国際らい会議」の決議（らい患者の隔離は法律的強制において遂行すべきである）を参考にして，1907（明治40）年 3 月18日には，浮浪する患者の隔離・保護を目的とした法律第11号「癩予防ニ関スル件」を制定した．そこには，診察した医師は行政官庁に届け出ること，患者が出た家を消毒することなどが定められていた．

　ハンセン病の診断がつけば，秘密裏に浮浪の旅に出るもの，住所・氏名・病名を偽り病院に入るもの，ハンセン病患者部落に紛れ込むもの，自殺するものなどが増加して行った．それまでの遺伝説・天刑説を是正し，ハンセン病の医学的克服を目指したが，遺伝説・天刑説は払拭されることなく，さらに感染という恐怖が重層され，ハンセン病患者への偏見・差別は益々高まり，国民による積極的な社会からの排除が行われた（森・石井 2007）.

　1923年，「第 3 回国際らい会議」がフランスのストラスブールで開かれ，日本からの出席者は光田であった．この学会で，「治療は必要だが，隔離の必要なし」との見解が論じられた．光田は，このような国際的見解に対し医学的根拠がないと反論し，隔離不要説の普及は「らい問題の一大危機をもたらす」として「隔離所における治療が最も安全で且つ妥当である」と力説した（光田1929）．これによって日本のハンセン病政策はますます強固な隔離収容を推進することになった（内務省衛生局 1921）.

　1931（昭和 6 ）年，全患者の隔離を目指した「癩予防法」が成立し，多くの療養所が建設された．それはやがて自宅で療養する患者の収容へと拡大されていった．それまで浮浪らい病患者のみを収容するとされていた隔離の対象がすべてのらい病患者に及ぶようになったのである．

　加えて，この年9月18日，関東軍は，満州事変の発端となった柳条溝事件を起こし，以降，日中戦争から太平洋戦争へと突入する．太平洋戦争下での予算不足，食糧不足，職員の質の低下，国家政策推進により患者の悲劇は加速されて行った（森・石井 2007）．戦争の拡大に伴なって，ナショナリズムと優生主義に基づく「民族の浄化」が叫ばれた．都道府県を「浄化」するという「無癩県運動」がおこり，患者狩りが全国各地で強行されるようになっていった（無らい県運動研究会編 2014）．1929（昭和4）年に，愛知県からハンセン病を無くそうという「無癩県運動」が起こった（光田 1943）．

（3）優生手術——避妊手術・断種・中絶手術——

　1940（昭和15）年に国民優生法が可決成立し，この法律の対象とされた遺伝性疾患，ハンセン病患者などに，断種，不妊手術（優生手術）が施行された．国民優生法での断種は遺伝性疾患に限定していたため，本法でのハンセン病患者への断種は法的矛盾が生じる．そこで，癩予防法を改正することで政府は断種の合法化を模索するが，実現に至らず，ハンセン病患者への断種は黙認するという形で継続した（松原 2000）．入所者同士の結婚は断種が条件であったため（入所者談）．男性は，精管結紮術（Vasectomy　パイプカットは俗語）を強要された（森・石井 2007）．女性が妊娠した場合は強制的に中絶させられた（入所者談）．全生病院の院長であった光田健輔医師は，早くも1915（大正4）年から男性入所者に断種手術を施行していた．長島愛生園の資料に，1951（昭和26）年の長島愛生園の妻帯男性344人全員が断種手術を受けていた記録（光田 1951）が残されている．一方で小笠原登（1938）はハンセン病患者への断種の不要を説いていた．

（4）第2次世界大戦後「らい予防法」成立——国内外の解放の動きを無視——

　1941年アメリカのファジェット博士（Guy H. Faget, 1891～1947）が結核治療薬の「プロミン」（promin）をハンセン病治療に試用し，その効果が発表された．「プロミン」はらい学会でも非常に効果のある特効薬であることが確認され，1940年代後半，日本でもプロミンの治験が進み，医学的検証が行われていた（田中 2016）．

1945（昭和20）年 8 月15日，日本は太平洋戦争での敗戦を迎え，翌年11月 5 日公布の日本国憲法第11条には「基本的人権の享有」が明記された．ところが，旧「癩予防法」は，1953（昭和28）年 8 月15日に「らい予防法」に改正され，政府は患者の絶対隔離政策の維持を選択し，その方針を堅持していくのであった．

そのような政府の決定に光田らの影響がみえる．1951（昭和26）年11月 8 日，「らいに関する件」を案件として取り上げた第12回国会参議院厚生委員会において，光田は以下のように発言した．

「強権を発動させるということでなければ，何年たっても同じことを繰り返すようなことになって，家族内伝染は決して止まない．手錠でもはめてから捕まえて強制的に入れればいいのですけれども，（中略）強制のもう少し強い法律にして頂かんと駄目だと思います．（中略）それで患者の逃走ということですね，これは何ぼ入れてもですね，その網の目をくぐって逃走するのでございますから（中略）そういうものはですね，逃走罪という一つの体刑を科するかですね，そういうことができればほかの患者の警告にもなるのであるし（中略）もう少し法を改正して闘争の防止ということにしなければ，不心得な分子が院内の治安を乱しますから，十分法を改正すべきところはして頂きたいと」（森・石井 2006）

「全癩患協[1]（全国国立癩療養所患者協議会）」はこの発言に対し人権無視の内容であると強く抗議した．しかし，光田はこの抗議に対しても発言の撤回を行わなかった．

当時，日本は連合国軍最高司令官総司令部（General Headquarters: GHQ）による統治の下にあった（1945～1952）．GHQ は，日本の隔離政策を非難せず隔離維持を支持，光田を高く評価し，日本のハンセン病医学の専門家との共同研究も模索していた（森・石井 2006）．

1951（昭和26）年に全癩患協結成，「癩予防法」の粉砕をめざす闘いが開始された（後藤 1996）．全国の患者たちは総決起集会，デモ行進，直接陳情や国会および厚生省での座り込み，ハンストなど死力を尽くして闘った．ハンストの結果，重体に陥る者も続出，炎天下のデモ行進では死亡者も出た（全国ハンセン病療養所入所者協議会 2001，全国ハンセン氏病患者協議会 2002）．患者らが戦後の民主

主義，自由と人権を求めて闘い続けたその姿を横目に，厚生省は新法「らい予防法案」を国会に提出，本法案は賛成多数で可決・承認され，1953年（昭和28）8月15日，「らい予防法」は成立した（藤野 2006，後藤 1996）．

　1956年，ローマにおけるマルタ騎士会主催「ハンセン病患者の保護および社会復帰に関する国際会議」は，「らいに感染した患者には，どのような特別規則も設けず，結核など他の伝染病の患者と同様に取り扱われること，したがってすべての差別法は廃止さるべきこと」と決議した（森元 2005）．

　しかし，そのような国内的国際的ハンセン病患者の解放の動きを全く無視した一連のハンセン病強制隔離政策に関する法律は，1996（平成8）年3月27日「らい予防法の廃止に関する法」が成立するまで90年間続いた．

（5）ハンセン病と光田健輔医師（1876〜1964）──救済と 頑 なな隔離主義──

　光田健輔は，1909（明治42）年全生病院の医長を経て，1914（大正3）年に同病院の院長となった．1915（大正4）年には「癩予防に関する意見」を内務省に提出し，1919（大正8）年には「癩予防法改正についての私案」を提出した．光田は「癩の予防的作業は現今の如き部分的隔離より絶対的隔離に向かって進むにあらざれば其の効果を収め難し」と説き，①国立療養所を作りて浮浪癩患者を収容すること，②有資癩患者を収容する途を開くこと，③各府県立療養所を拡張し更に三個を増設すること，の三点を強く訴えた（森・石井 2007）．

　1930（昭和5）年11月20日にはわが国はじめての国立療養所「長島愛生園」が岡山県の邑久郡邑久町虫明沖の長島に開所され（図9-3〜6），光田は初代園長となり全生病院長も兼ねた．

　ハンセン病患者への法的処遇に関する光田の意見を概観すると，光田は当初ハンセン病患者への救済に尽力していた経緯がみられるが，途中からの 頑 なな隔離への執着をどのように理解すればよいのだろうか．治療薬のプロミンが日本に入ってからもハンセン病患者の隔離を終生訴え続けた光田の底意はわからない．今となってはそれを知る術もない．

長島愛生園で知りえた光田像

　現地に赴かなければ知りえない事実があると，筆者が瞠目した出来事があっ

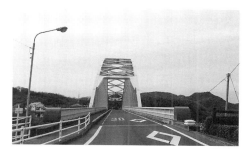

図9-3　長島愛生園（岡山県）に向かう途中
　　　の長島に渡る橋
　出典：筆者撮影.

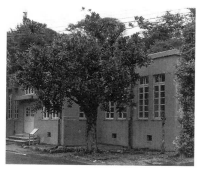

図9-4　長島愛生園　回春寮外観
　（入所してきた患者がはじめに入る）
　出典：筆者撮影.

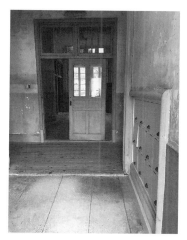

図9-5　長島愛生園　回春寮の
　　　玄関
　　出典：筆者撮影.

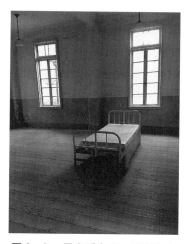

図9-6　長島愛生園　回春寮内
　（入所してはじめに入る病室）
　　出典：筆者撮影.

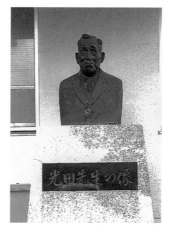

**図 9-7　長島愛生園内にある
光田健輔の胸像**
出典：筆者撮影.

た．光田が初代園長になった長島愛生園の敷地内に光田の胸像を見つけた（図
9-7）．筆者は入所者に，光田に対する思いを聞いた．すると予期せぬ答えが
返ってきた．「ここではミツダイズム（光田を崇拝すること）というものが存在し
ていて，光田を崇拝する者が5割いる」とのことだった．光田を崇拝する理由
を尋ねると「ミツダイズムの人は，『光田先生のお蔭で，乞食^(原文のまま)にならんです
んだ』と思っているんです」と，その理由を教えてくれた．もちろん残りの5
割は，強制収容による人生の崩壊，家族への容赦ない差別と侮蔑に対する憤怒
を収めることはできない．

2　長きにわたるハンセン病患者と家族の苦悩
――こころの痛みを聴く――

　隔離収容という国家的行為そのものが，ハンセン病患者とその家族への偏
見・差別を増長したことは否めない．
　患者や元患者は，家族の就職や縁談に差し支えないように名前を変え，この
世にいなかった人として生き，この世にいなかった人として亡くなっていった．

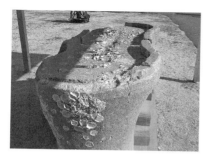

図9-8　海から引き揚げられた
解剖台（大島青松園）
出典：筆者撮影.

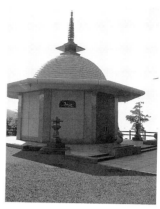

図9-9　大島青松園（香川県）
納骨堂
出典：筆者撮影.

　入所時には全員「解剖承諾書」への署名が強制されており，死亡後は医師が必要と判断した場合は解剖された．解剖しない場合も亡くなった入所者は，解剖台の上で清拭，納棺されたという（入所者談）．この解剖台が死への旅立ちの場であった（図9-8）．亡くなっても遺骨を引き取りにくる家族はほとんどいない．患者・元患者の遺骨は，園のはずれにある納骨堂に納められる（図9-9）.

　入所者の女性が語った．「乳飲み子から引き離されて入所させられ，張ってくる乳を搾って捨てていた」と．乳飲み子を残して入所させられた母の思いを，乳房の痛みを無かったことになどできようはずがない．「入所以来，子どもには会ったことはなく，どこで何をしているかも，生きているのかさえわかない．生きていたら何歳なのかだけがわかる」という．療養所で過ごした年月が我が子の歳なのである.

　患者と家族の苦しみをなかったことにはできない.

（1）ハンセン病違憲国家賠償請求訴訟──熊本地裁の判決──

　1998（平成10）年，13名の原告が，ハンセン病患者の隔離政策の違法性，1996年に至るまで「らい予防法」を廃止しなかったことの違法性などを訴えた．2001（平成13）年5月11日，熊本地裁は，ハンセン病回復者たちが起こした国

家賠償請求訴訟に対し，歴史に残る原告勝訴の判決を言い渡した．ハンセン病患者に対し90年にわたって強制隔離政策をとり続けた国を断罪した熊本地裁による初の司法判断は，「医学的知見などを総合すると，隔離の必要性は失われていた1960年以降，らい予防法（1996年廃止）の違憲性は明白だった」として，国立ハンセン病療養所の入所者ら原告127人に総額18億2000万円余の賠償を命じた．

　当時の小泉純一郎首相は控訴しないことを決断し，判決は確定した．判決から1ヵ月後にはハンセン病補償法が制定され，原告以外の入所者への補償も行われることになった（青井 2006）．

　ハンセン病国家賠償請求訴訟（熊本地裁）で敗訴した国側が，控訴断念を表明（2001年5月23日）したその当時，1人の元患者（日野弘毅氏）が，ときの首相小泉純一郎氏に1通の手紙を手渡した．

　日野氏がご存命中に公表の許可を得ていた日野氏から首相への手紙を紹介する．この手紙を見れば，当時，何が起こっていたのかが，当事者の思いとともに読者に理解されるだろう．

　日野弘毅氏の小泉首相への手紙
私は鹿児島県の星塚敬愛園から来た日野弘毅です．
昭和24年11月29日，16歳で入所して以来，ずーと療養所の中におります．
総理，私にも，愛する家族がありました．
父亡きあと女手ひとつで育ててくれた母，年頃の姉と，幼い弟，妹．
かけがえのない家族でした．
昭和22年の夏，突然保健所のジープが，やってきました．
私を収容にきたのです．
しかし，母はきっぱりと断ってくれました．
ところがジープは繰り返しやってきました．
昭和24年の春先，今度は，予防服をきた医師がやってきて，
私を，上半身裸にして，診察したのです．
そのことが，たちまち近所に知れ渡り，
その日から，私の家は，すさまじいまでの村八分にあいました．

突然，だれひとり，家を訪ねて来なくなりました．出会っても顔をそむけます．
よく世話をしてくれた民生委員さえ，来なくなりました．
18歳だった姉は，婚約が破談となり，
家を出なければならなくなってしまいました．
小学生の弟は，声をかけてくれる友だちさえいなくなりました．
心の優しい弟でした．
その弟が，ある日，学校から帰ってきて，かばんを放り投げたかと思うと，
母にとびかかり，その背中を拳でたたきながら
「ぼく，病気でないよね．病気でないよね」と，泣き叫んだ姿を，
今も忘れることはできません．
そんな，仕打ちにあいながら，母も，弟も，私に，
療養所に行けとは，言いませんでした．
しかし，私は，子どもながらに，このまま家にいれば，
みんながだめになると思い，
自分から市役所に申し出て，敬愛園に入所しました．
それなのに，家族の災厄は，やみませんでした．
私は，帰省するたびに，
村八分をおそれて住所を変える母の姿を目の当たりにし，
断腸の思いで，帰省することを，あきらめました．
それから20年あまり，母が，苦労のはてになくなったときも，
見舞いに行くことも，葬儀に参列して骨を拾うことも，かないませんでした．
18の時，家を飛び出した姉は，生涯独身のまま，
平成8年，らい予防法が廃止になった年の秋に，自殺しました．
遺書に，私にはすぐに知らせるな．初七日ごろに知らせるようにと
書いてあったそうです．
この遺言のこと，姉の自殺のことは，母の死以上に，私を打ちのめしました．
らい予防法の廃止は，法律のために人生をメチャクチャにされた姉にとって
何一つ希望をもたらすものでなく，
絶望させ，自殺するまでに追いつめたのです．
姉の思い，母の思い，いまだに配偶者に私のことを隠している弟，

妹の思い，そのために，私は訴訟に立ちました．

総理，私ひとりではありません．全国4400名の入所者，そして退所者，

すべての元ハンセン病患者が，待ちに待った判決です．

私たちが，胸を張って歩くことのできるあかしです．

これを取り上げることを，許すわけにはいきません．

総理，今，決断しなければ，第二，第三の姉を生み出すのです．

控訴しないという約束をしてください．

別れ際の握手のとき，私が「残された人生，精一杯生きたい」と申し上げると，

総理は大きくうなずかれた（日野氏談）．

兄の「らい」　うつすと砂なげ　いじめられ　早退けし妹　泣き止めず告ぐ

幼な日に　親しみ会ひし友の家　月の明かりに見て通りけり

涙ながらに　見送りし肉親よ　血統言われるだろう　其の日より

療園に　かくれ住む身をあばかれて　甥の縁組また破約さる

傷つきし　心の癒ゆる時のなし　中絶の子が夢に生きいて

（香川県大島青松園　盲人会　所収）

（２）家族への国家賠償責任（2019年）──家族への差別を忘れてはならない──

　国が続けたハンセン病患者の隔離政策によって家族も差別を受けたとして家族らが国に損害賠償を求めた訴訟で，国は，その責任を認め，計約3億7000万円の賠償を命じた熊本地裁判決を受け入れ，控訴しないと表明した．元患者の家族を巡り，国の立法不作為や対策義務違反を初めて認めた判決が一審で確定した．

　6月28日の地裁判決は，隔離政策によって患者家族に就学・就労の拒否，結婚差別などの被害が生じたなどと判断．遅くとも1960年には隔離政策を廃止する義務があったのに怠ったとして国の立法不作為も認定した．また原告が差別被害の加害者が国であると認識することの難しさを認め，時効で賠償請求権が消滅していたとする国の主張も退けた．（日本経済新聞 2019年7月9日）

（3）爪痕は今も疼く──法律は変わっても，世間は変わらない──

2001（平成13）年に，国はらい予防法による人権侵害を認めたが，世間は，元ハンセン病患者への偏見・差別をそう簡単には手放さなかった．

2003（平成15）年9月17日，熊本県が「ふるさと訪問里帰り事業」として，菊池恵楓園入所者22人の宿泊を予約したところ，11月13日，ホテルは，ハンセン病元患者であることを理由に宿泊拒否を県に伝達してきた（菊池恵楓園入所者自治会 2004）．結果的には謝罪を表明し，罰金2万円を課せられた．ホテルの経営者は，「熊本県がはじめから宿泊予定者がハンセン病回復者だといわなかったから，宿泊拒否はホテル業として当然の判断であった」と最後まで主張した．

さらに，ホテルの不徳よりも深刻な問題があった．ホテルへの抗議の電話は6割で，残り4割はホテルに賛同する電話だったという．

ハンセン病回復者への偏見・差別はそう簡単にはなくならず，ハンセン病回復者であろうと排除すべきという考えが，一般社会に根強くあることが浮き彫りになった．

ハンセン病患者への強制隔離は，国策の過ち，国家の責任といった法曹上の手続きに終始すれば解決するような案件ではない．世間に深く刻みこまれたスティグマは，シールのようには剥がせない．他者にラベルを貼りたがる社会を生きていく我々にとってハンセン病患者へ筆舌に尽しがたい苦しみを与えた事実は，「人生の意味とは何か」といった重要な問いを投げかけてくる歴史上の禍根なのであり，元患者・家族の心に残された爪痕は今も疼く．このような非倫理的青史こそが我々に倫理の意義を教えている．

注
1）　全癩患協とは，1951年に結成された全国国立癩療養所患者協議会．1953年4月に全患協（全国ハンセン氏病患者協議会）と改称．
　　　現在は全療協（全国ハンセン病療養所入所者協議会）に改称（1996年）

第IV部　援助的コミュニケーション論——人との間（あわい）を生きる——

　我々は，人から苦しめられることが多いが，その癒しのときも人を求めていないだろうか．苦しみと癒しをもたらす両義的世界である人との間（あわい）を生きるためには，コミュニケーションが重大な意味をもってくる．

　ここでは他者を理解するためのコミュニケーションの構造，自己を護るためのこころのはたらきなどに触れていく．

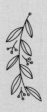

　ここまで死生や倫理に関する事柄を通観してきたが，そこには人々の苦しみが沈殿していた．人間の苦しみから目を背けた理論づくしの議論には救いが見えない．当事者の苦しみのナラティブ（語り）に，援助者が進むべき方向を示す道しるべがある．したがって他者の苦しみに耳を傾け，理解する力が必要となる．

　序説で，「人は人との間（あわい）を生き，そこに自己の存在の意味，居場所を探す．そしてついに生きる意味がその輪郭だけを示してぼんやりと立ち上がってくる」と述べた．さらに言えば，人との間に，苦しみが生じることが多いのも事実である．多くの苦悩は，人間関係によるものなのである．「逃げ出したい」「死にたい」と思う契機が他者からもたらせれることに辟易とする．

　しかし，人との間（あわい）で癒されていくのもまた確かなことである．人間関係による苦悩を抱える我々は，人に向けて苦しみを表出することで次の道に進んでいく．

ひとは　ひとの中に生まれ　ひとの中でそだち
ひとは　ひととのかかわりに　傷つき
ひととのかかわりで　癒される

（山根　2000）

第10章

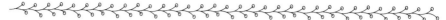

言葉と苦しみ
──「苦しい」を知る──

　本章は，初出　佐藤泰子（2011）『苦しみと緩和の臨床人間学──聴くこと，語ることの本当の意味──』（晃洋書房）の一部を加筆修正したものである．

1　言葉，思考，体験の関係
──体験は言葉と思考の世界──

言葉で考える

　我々は概ね言葉を使って考えている．つまり言葉は考えるうえでなくてはならないものである．言葉を使って考えるとしたら，言葉がなければ考えられない．しかも自分が知っている言葉しか思考の際に使えない．

　「衛生」「存在」「憲法」「個人」「彼／彼女」「芸術」「社会」「自由」「権利」「客観」「主観」「分配」「文化」などの言葉は，そもそも日本語にはなかった（福田 2008）．明治期，西洋からの言葉を翻訳して日本人が手に入れたのである．「権利」や「自由」という言葉がなかった時代には，そもそも「権利」とか「自由」という概念がないので，「権利を主張する」という考えも浮かばない．数字も概念であり，「2」「$\sqrt{2}$」の実体（それ自体で自己完結しているもの）を見ることはできないが，概念としての「2」「$\sqrt{2}$」を使っているということである．概念を構成する言葉という装置で我々は思考しているのである．

言葉の副作用「苦悩」

　言葉に基づく物理法則や数式などの理論を手にした我々は宇宙にも行けるようになった．薬や便利な機械もつくった．しかし，言葉を手に入れて，その利便性を享受した我々は，同時に副作用もこの身に引き受けざるをえなかった．

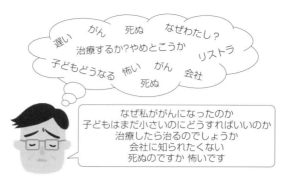

図10-1　語りによる再構成
出典：筆者作成.

副作用とは,「苦悩」である. 上に述べたように, 我々は, 言葉を使って考えている.「なんでこんなことになったのか」「どうしたらいいのか」「ああ, 死んでしまいたい」など, これらの苦悩は言語の世界で起こっている. 言語世界での苦しみがどのように人を苦しめるのかについては後述する (本章3. 苦しみと緩和の構造——「苦しい」にはわけがある——).

頭のなかでは ばらばら

　こころに浮かんでくるさまざまな言葉は, 理路整然と小説のように並んで出てくるかといえばそうではない. ドラマやアニメの登場人物が物思いにふけるようすにアフレコで台詞を挿入しているようなものを想像しがちであるが, 実際は我々が思っているほど, こころに浮かぶ言葉は小説のように整ってはいない. 単語, 文節, 短い文章や情景などが無造作に浮かんでくる (図10-1). 何か苦しいことがあって悩んでいるとき, よくまとまっていない思いが, ばらばらに浮かんでは消え, あげくの果てにそれらのばらばらな少ない言葉が頭のなかでぐるぐる渦巻いているような感覚になる. 特に, 苦しい思いを抱えているとき, 言葉の渦のなかで溺れそうになる. 人は, 自分の苦しい思いを理路整然と自分自身が理解し認識していることがほとんどない.

言葉が並びはじめる瞬間

　こころのなかは, ぼんやりと浮かんでいる文節や単語, 情景が混沌とした状態にある. この混沌の帳 を破る瞬間が, 語る (話す, 書く) 瞬間である.

　我々は，できるだけ相手にわかりやすいように助詞などを駆使して言葉を並べていく．語りの中で，意味のすり合わせをしながら伝えたいことの文脈を取り繕ろっていく．語りの文脈に整合性があるように気を配りながら懸命に組み立て，再構成し相手に伝える．

　文脈の整合性を追及しながらの言語化は，自分の思いの整合性の追及でもある．再構成の気遣いは一見，聴き手に向けられているようにみえるが，実は自分自身への誠実さとして気遣っている．

　また，言葉を並べ始めると，次々と言葉が湧いてくる．独白的に思考しているときには，浮かんできていなかった言葉が，まるで芋づる式に湧いてくることがある．語りは，独白的思考では知りえなかった，隠れていた自己の思いや言葉が溢れる「場」である．語ることで，湧きおこる言葉に苦しみからの解放の糸口がある．

語りは 思考そのもの

　メルロ＝ポンティ（Maurice Merleau-Ponty 1968）は，「語るに先立って，語るべき内容とそれを語る言葉をまえもって別々に所有し，結合するというのではなく，認識（思惟）という行為自体が語ることと不可分である」という．語りは，思考そのものであり，思考と同じ位相のなかにある．我々は，語りながら考え，体験を知りえているのである．

語りは 体験を体験ならしめる

　体験は，言語化という位相のなかで初めて体験となる．メルロ＝ポンティ（Maurice Merleau-Ponty 1968）は，プルーストを援用しながら「語ることないし書くことは，まさしく1つの経験を翻訳することであるが，しかしこの経験は，それが惹き起こす言語行為によってのみ原文になりうる」（訳文のまま）という．身体をもって体験した事柄を言葉に紡ぐとき，我々には適切な言葉が用意されておらず，むしろ語りながら体験が構成されていく．即ち言語行為によって体験が成立し，他者に伝達することのなかに体験の意味が生起するといえよう．

　苦しいことを誰かに話すという行為は，ばらばらに頭のなかで錯綜している事柄の並べ替えによって，「苦しみ」の体験が明確になり，さらにそれに対する主体の思いも明確になっていくプロセスなのである．誰もがしばしば口にす

る「話してすっきりした，考えがまとまった」といった素朴な表現は，語りこそが体験を体験ならしめることを誰もが知っていることの証なのである．

2　人はなぜ，誰かに語るのか
──「聴いてほしい」にはわけがある──

誰もいなければパソコンに

　語ることなく，自分の思いをまとめ上げていくことができる人は少ない．どうしても話す機会を与えられない場合は，ブログ，ツイッター，掲示板，チャットなどで人とやりとりしたりする．誰かにむけて文章を書くことも充分考えをまとめられるからである．文章を書く場合は，文字を可視化し，修正などの手間をかけつつ再構成するので，書いているうちに，思いの変化が起こっている可能性もある．言語化によって思いが変化するということ自体，苦しみからの解放の手立てとして重要になってくる．

他者に向けた思考

　語りや文章化などの言語行為は何かに向いている．語りの際，他者を求める我々の要求は，他者と言語の関係から説明できる．我々がたとえ独白していようと，言葉を使っている以上，それは他者に向いている．

　他者からの言語が刻み込まれた「我」は，言語という他者（向井 1987　松本 2015）を使って思考しているのだから，「大文字の他者」（ラカンのいう象徴界の大文字の他者：言語世界）から授かった借り物の言語（他者）を使った思考そのものは，他者に向いている．

　なぜなら，「我」の感じ方，見え方，思考の正しさを保証してくれる「我」はどこにもいない．「我」の感じ方，見え方，思考の正しさを確認するためには，「我」の外に出なければならない．しかし，現実には「我」の外に出て，それらの正しさを確かめることはできない．したがって「我」の感じ方，見え方，思考の正しさを「我」自身は確認できないのである．また「我」の感じ方，見え方，思考を強固に支持してくれる言語行為における主体というものを意識することができない．そのため，言語内容（思考）の正しさや確からしさを

「我」の外，つまり誰でもない誰か（他者）に求める．「我」の内にある言語内容（思考）の確かめの要求，保証の渇望は言語行為に常に纏わりついている．したがって独白であろうと，文字化であろうと，思考そのものは誰かに向かっているのである．誰かに聞いてもらいたい要求は，言語行為に随伴する他者に向かうベクトルの存在を傍証している．

虚飾を質<ruby>質<rt>ただ</rt></ruby>さない，隠ぺいされたものを聞き出さない

人は苦しみを語るとき，「苦しみが強調されるように」わざとおおげさに語ることがある．相手に「どうしてもこの苦しみをわかってもらいたい」思いからの戦略がそこにあり，「わかってもらいたい」という要求が虚飾を引き込む．

逆に苦しいことから解放されたいために，「苦しくないかのように」わざと手心を加えて楽観的な物語構成をしていくこともおこる．楽になれるように物語を変更していくのは，自らを苦しみから解放するための策略をすでに駆使しはじめているのである．即ち，表出した言葉によって，何かを隠ぺいしている可能性もある（この隠ぺいは，隠しつつ語られる言葉に取り囲まれることで浮かび上がってくることもある）．

虚飾や隠ぺいは，その人のその瞬間には必要であったということも，物語の再構成の途上で重要な意味をもつ．

こころの行方を自ら調節し自己を防衛する器用な生き物が，言語をもつ人間なのである．この器用な調節機能は，生きるためのストラテジー（戦略）として働く．したがって，虚飾を質したり隠ぺいされたものを聞き出すことは援助的ではない．

語っただけでは，痛いの，痛いの，飛んでい―――かない

言葉を並べる作業のなかで気持ちが整理され，閉塞された圧倒的苦しさは少しだけ軽減される．しかし，さらに次のステップに至らなければ，この段階では苦しみから解放されない．では次のステップとは何か．次のステップを理解するためには，人間の苦しみの構造を理解しておかなければならない．次の論で，苦しみとそこから解放されていくプロセスを詳解する．

3　苦しみと緩和の構造
──「苦しい」にはわけがある──

　人は，なぜこんなにも苦しむのか．そして，どのようにして苦しみから抜け
出すのか．苦しみやそこからの解放のプロセスには，ある構造が存在している．
どのような構造なのか，ひも解いていこう．

　苦しみやそこからの解放のプロセスを構造的に示したモデルを「苦しみと緩
和の構造」と呼ぶ．このモデルは，主体にとって否定的事柄となっている「苦
しい事（事態）」，苦しい事柄に対する主体の「否定的思い（評価）」，主体が求め
る「こうであってほしい状態」の3つの項によって構成されている．この3項
がどのように動くのか，また動かすのかが苦しみからの解放のストラテジー
（戦略）の本源となる．この3項の動きから，「苦しみと緩和の構造」モデルは
Z構造をしているとも見える．（**図10-2**）シェーマZと名付けてもいい．以下
に詳しく紐解いていく．「苦しみと緩和の構造」モデルの説明は**図10-2**を見
ながら，読み進めて欲しい．

（1）なぜ苦しいのか──「いやなんだよ！」──
さまざまな事柄に評価を下す我々
　人が「苦しい」と感じるとき，まず，その人を苦しめているある事態が存在
する．つまり「このことが辛い，苦しいのだ」という主題の存在に気づかなけ

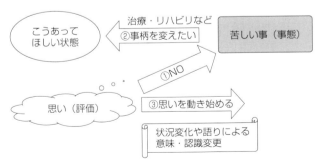

図10-2　苦しみと緩和の構造（シェーマZ）
出典：筆者作成.

ればならない.

　誰でも,「なんで, こんなことになったのだろう」とつらい思いをこころの
どこかで言語化しているだろう. このときの「こんなこと」に当たるものが
我々を苦しめている事態である. ここからは「こんなこと」のことを「苦しい
事（事態)」と表現する（**図10‐2**の右上).

　「苦しい事（事態)」に対して, 我々はどのように評価しているのか. 我々は,
生活のなかで起こるさまざまな事に対して自然に評価を下している.「学校が
いやだ」など, 我々を取り囲む事柄に対して, 何らかの感情や評価をもってい
る.

　もちろん, なんとも思わない, 関心が向かない事もある. なんとも思わない
事は, 我々に感動も与えないし, 我々を苦しめることもない. 言い換えれば,
ある事柄に特別な意味を与えることなく, 事柄との距離を詰めない, 取り込ま
ない状態なら, 我々は苦しまない. したがって, こころの平穏を保つためには,
意図して事柄（事実)と距離をとることがある.

だから, いやなんだよ！

　さて, この苦しい事に対して, ある評価を下しているとは, どのような評価
なのか. それは, ズバリ,「NO！」と評価しているのである.「これはいや
だ」というこころの叫びである.「こんなこと」に対して, 我々は,「NO」を
突きつけ,「いやだ」と感じているのである. このとき「こんなこと」は「苦
しい事（事態)」となる.

　もし, ある事態がその人にとって「NO」でなく,「YES」なら, ある事態
は苦しみとして現れない.

　たとえば,「あなたはがんです」と告知されたとき, ほとんどの人は,「が
ん」に対して「NO」を突きつける.「よかった！」と思う人は少ないだろう.
図10‐2の①の部分である.

なぜ,「NO」なのか

　「なんだ, そんなこと, わかっている, 今更なにを」と思うかもしれないが,
この「NO」の存在を明確に示したものはなかったはずである.「NO」「いや
だ」の発見がなかったら, 苦しみから, 我々がどのようにして解放されていく

のかの過程を説明できないのである.

　この「NO」の発見は, さらに重要な発見を導いた. 我々が, 事柄や事態に「NO」という評価を下すには, ある前提が控えている. その前提とは苦しい事態に対峙する「こうであってほしい」という主体にとっての理想的状態の存在である. その理想的状態は無意識の領野に隠れていて, 本人にはわからないこともある. 苦しみの根源には「こうであってほしい」事柄がどこかに存在し, それに対峙する事態に身を置くとき, その事態に「NO」を突きつけ, 苦しみとなる.

　たとえば, 「病気」という事態に遭遇したとき, 「健康でいたい」という思いが誰にもある. すなわち, 「病気」に対峙した「健康」を願う気持ちがそこにある. したがって「健康」に対峙する「病気」は「NO」(図10−2の①) となる. 「病気」に対する一般的な評価である.

　ところが, 「病気」に対峙する「健康」を願う気持ちがなければ, 「病気」に対して「NO」と評価しない. たとえば, 子どもが「学校へ行きたくない」と思い, 「おなかが痛い」と訴えたとする. 病院へ行って, 医師から「風邪でおなかの調子が悪くなっているのでしょう」と言われた子どもは, 「今日は健康でありたい」と願っていないので, 「風邪」に対して「NO」という評価をしない. 「風邪」は「YES」なので, 「風邪」は「苦しみ」にはならない.

「こうであってほしい状態」への執着

　さらに, 「こうであってほしい状態」への執着が強ければ強いほど, 対峙する苦しい事態への「NO」は, 激しくなり「苦しい事 (事態)」は「とてもいやだ, とてもつらい」ことになる. 逆に「こうであってほしい」という思いが, それほど, 強くない場合は, 好ましくない事柄への「NO」もそれほど激しくなく, 時間が解決してくれることが多い.

（２）ここから抜け出す方法──どんなトンネルにも必ず出口がある──

① 解放への第１歩──動かせ！──

何かを動かす

　苦しいときの怒りや悲しみや情けなさといった感情は, 自己や他者への呼び

かけと言ってもいいだろう．

　「苦しい」と感じている当初は，ただ「いやだ，いやだ」と自己に呼びかけているだけだが，このまま「いやだ」と呼びかけ続けるだけの状態は，そこにとどまることであり，不快が自己の内に居座る．その状況でいることを我々は選ばない．すると，人は「あること」を始める．「あること」とは，「何かを動かそうとする」ということである．**図10-2**のどこを動かそうとするのか．

よし，これ動かしてみよう

　まず，動かそうとするのは，苦しい事態である．苦しい事態を「こうであってほしい状態」へ変化させれば，苦しくなくなるわけである．（図10-2の②）

　病気がわかった当初は，「苦しい事（事態）」である「病気」の前で，立ちすくみ，意識がそこに突き刺さる．身動きできない状態となり，深い苦悩のうちにある．

　ところが，「病気」への「NO」という評価自体は変わらないが，「よし，治して生きるぞ」と決意したときから，「こうであってほしい状態」つまり「生きる」の方に意識の志向性は向き，「病気」という苦しい事態の前で，意識が貼り付けられている状態とはかなり違ってくる．

どこかに「向かっている」ことのダイナミズム

　苦しい事態を動かしていくダイナミクスの中に主体の思いが移行すると，「苦しい事（事態）」の前に貼り付け状態になっているときよりも精神的苦痛が変容している．「ありたい自分に向かっている」という状態に身を投じたのであるから，つらさの意味が違ってくる．「向かっている」というありふれた言葉であるが，「何かに向かっている」ときと「じっと止まって動けない」ときとのこころの状態の違いがここにある．

　患者が最後まで希望をもち，治療に挑み，「回復して健康になる」という「こうありたい将来の自分」にむかって生きるということは，事態を動かしている勇気，動いている喜びなど，ダイナミズムの快感によって自己を支えているということに他ならない．何かを「動かす」とき，我々は，自己のなかにわき上がるダイナミズムにむしろ快感を覚える．「何かに向かう」というダイナミズムは，その時のその場のその人の生きる力そのものなのかもしれない．

無理に欲しがってはいけないときがある

　ただし，事態を無理に動かそうとしてはいけないときがある．無理に動かすことが犯罪的行為や人を傷つける行為となる場合がある．「どうしてもほしい」ものが，手にしてはいけない物（人）であることも想定される．したがって**図10-2**の**②**には，動かすべきか，動かしてはいけないのかの慎重な判断が求められる．

② どうにもならない事の方が多い――悪魔の光に誘われて――

「こうだったらなあ」は悪魔の光を放つ

　末期がん，不治の病，回復困難な障がい，主体の力が及ばない社会的状態など，どうにもならないことが人生には多い．苦しい事態を「こうであってほしい状態」へ向かわせることができない，どうにもならないことがある．むしろ「どうにかなる」ことより多い．

　事態がどうにもならないとき，我々は，絶望の淵で立ちすくむ．そのとき我々は，どうにもならない「苦しい事（事態）」にじっと意識を向けている．そして，「こうであってほしい状態」に，意識を鷲づかみにされ，身動きがとれなくなる．「こうであってほしい」と思い描く状態は，光り輝き，その光はまぶしい．しかもその光は，我々をあざ笑うようにこちらを照らす．

　このまぶしい光こそが，我々を苦しめる光であり，厄介なことに，自分で作り上げたものなのである．光には必ず陰が伴うことにも気づかず，ひたすら，そこからの光だけを見続ける．

　したがって「こうであってほしい」という思いは，人間の執着や欲といった，我々を苦しめる根源になることもある．「そうならないなら，もう死んだ方がまし，楽になれる」と不穏な思いが胸をよぎるかもしれない．

もう１つ動かせる駒が残っている

　今，読者はここに生きて，この本を読んでいる．なぜ，どうにもならない事だらけの中を生き抜くことができたのか．

　「苦しい事（事態）」は残念ながら動かないことが多いが，その場合でも，もう１つ動かせる駒が残っているのである．「苦しい事（事態）」に対して，「NO」と突きつけている我々の思いを動かすのである（**図10-2**の**③**）．「NO」の評価

そのものは，そう簡単には変らない．しかし，「苦しい事（事態）」と「こうであってほしい状態」の意味を変えることはできるのである．

　ただし，「図10‐2の③」を動かしてはいけない，つまり事態を動かさなければならないときがある．ここでも「図10‐2の②」を動かすときなのか，「図10‐2の③」を動かすときなのかの判断が重要となる．

意味変更するしか　生きる術はなかった

　「いやだ」という自然な否定的思い「NO」自体を直接変更することはできないが，事柄の意味を変更させることは可能なのである．どうにもならない事柄の前で，苦しんでいる人は，現前している事柄の意味・現われを変容させていく．

　すぐにそれができるというのではない．変更をやり渋ることもある．それでもいつか，事柄の意味変更の旅に出発する．なぜなら，このままの状態は苦し過ぎるからである．「苦しい事（事態）」と「こうであってほしい状態」の意味の変更は，できるというより，我々はそうせざるをえなかったのである．意味が変更されるから，我々は生きてこられたのである．

　「忘れよう」と言い聞かせても，すぐ，もとの「いやだ」という思いが衝動的に主体を掻き乱してくる．いくら自分の思いに蓋をして，ごまかそうとしても，事が重大であればあるほど，そのつらい思いはその蓋を押しのけて意識にのぼり，地から図となって現れてくる．「苦しい事（事態）」と「こうであってほしい状態」の意味の変更が起こらなければ苦しみからの解放はない．

「苦しい事（事態）」の意味・現われだけでなく，
「こうであってほしい状態」の意味・現われも変更

　ここで重要なのは，「苦しい事（事態）」の意味・現われだけでなく，「こうであってほしい状態」の意味・現われも変更していくということである．先にも述べたが，「こうであってほしい状態」は，放っておくと，悪魔の光を放ち，自身の心を鷲づかみにして，放してくれなくなるものだからである．

すべては意味なのだ

　解放されるためには，どうしても「苦しい事（事態）」「こうであってほしい

状態」の意味・現われを変更しなければならない．これは「事柄の現れ」という視点で考える必要がある．

　我々の周囲で起こっている事柄は，ほとんどが主観的認識によるものであり，自分がその事柄にある意味を与えていることによって我々はその事柄を認識している．ものごとはすべて意味として主体のなかに存在している．我々の周りで展開されている事柄に我々が意味を与えることによって，世界は成立している．つまり，世界は意味としてあるということになる．

　「～は，つらいことだ」といった人の思念は，統計的数字では表現できないし，レントゲン写真にも写らない．すべて，主体にとっての意味・現われとしてしか存在しえないのである．

　ほかの誰でもなく，自己自身で意味付与したことを思えば，事柄の意味，現われの仕方は，自己の手のなかにあるといえる．

それは　どこから見てもそうですか？

　当事者自身のなかで見方の変更が起こらない限り意味は変わらない．意味の変更は，見方の変更，すなわち立ち位置（視座）の変更を意味する．

　「あの人は，こんな人だ」とある人物が言ったとしよう．別の人は「いや，こんな人だ」という．また別の人は「こんなこと言ってたからこのような印象をもってる」というように，事実や意味は，人の数だけあり，さらに1人の個人のなかにも多数の事実がある．ならば，ある事柄について認識される事実（意味）は立ち位置の数だけあり，立ち位置も事実（意味）も無数にあるといえよう．

　我々は多数の事実から総合してあることを評価するのであるが，苦しみのどん底にあるときは，ある1点からの見え方に捕まえられてしまう．

　意味変更は，この立ち位置の違いによる事実（意味）の違いを利用する．すなわち立ち位置を変えることを目指すのである．

人工肛門の意味　あれ？これって，こういうことかも

　大腸がんで人工肛門になった人が言った．「こんなもの（人口肛門）のせいで，大好きな旅行にも行けなくなった．ああ，私の人生は終わった」と．この思いは長らく続いたのであるが，人工肛門の取り換え方にも慣れ，生活の中で人工

肛門になじんできたとき，ふと気づいた．「はて，私はこの人工肛門のお蔭で，いのちを拾った．この施術がなかったら，今ごろ死んでいた．人工肛門のお蔭で生きている」と．「人工肛門のせいで」から「人工肛門のお蔭で」という言葉の変容は，意味の変更を表している．この人にとっての人工肛門の意味が変わったのである．

人工肛門
イラスト：村田智子

聴くという援助

　我々は，苦しい事に出会い「これはこういう意味で，そして私を苦しめる」と思いはじめると，そこから離れられない．意味変更は簡単にはできないし時間がかかる．聴くという援助は，この立ち位置の変化に同行することである．語りのなかで，立ち位置の変化が起こり，事柄の意味が変わることがある．

意味変更は状況の変化でもおこる

　立ち位置の変化は，「語る」ことによってのみ起こるのではなく，自分の置かれた状況が変化することによっても変わっていることがある．状況変化によって知らぬ間に立ち位置が変わって見え方が変わっているのである．

「NO」の強さや重みが少し変化している

　苦しいとき，事柄は，自己のある1点の視座からの意味として存在している．この視座（立ち位置）は，意識的に変更できる．もちろん，苦しみを敢えて手放さない場合があり，そのとき，人は，意図的に立ち位置を変えないようにしているのである．

　「苦しい事（事態）」や「こうであってほしい状態」の意味・現われが変更されたとき，はたと気づくことがある．あれほど，いやだともがき苦しんでいた「苦しい事（事態）」への「NO」の激しさや重みが少し変化していると．

意味変更にアドバイスは難しい

　悩んでいる人に「そんな考え方じゃだめですよ．もっとこういう風に考えなさい」とか，末期がんの患者に「病気のことばかり考えないで，気を紛らわせ

て，元気を出して，頑張って」などという忠告が有効だろうか．「あの人はあんなに元気に乗り越えているのですから，あなたにだってできるはずです．がんばりなさい」という他者との比較による激励にこころ動かされるだろうか．

　確かに，強い言葉で背中を押して欲しいときもある．しかし，苦しい人がそのとき，何を求めているかを理解した上で，言葉をかける必要がある．他者の的はずれな心無い言葉で当事者が大きな傷を負うのも事実である．

　事柄に対して「いやだ」と思っているその思いを恣意的に変更すること（無理に「YES」と思いこむ）とか，ましてや他者がそこを変更させることはほぼ不可能である．もちろん，他者の意見が参考になり，劇的に意味が変更されることもあるが，それは，あくまで当事者のなかで起こったことなのである．

　「苦しい事（事態）」を「こうであってほしい状態」へ動かすとき（図10‐2の②）は，たとえば「あの病院がいいよ」とか「あのお医者さんが助けてくれるかもしれないよ」など，他者からの情報がありがたいことがある．しかし，事柄の意味・現われの変更の際（図10‐2の③）は，アドバイスは有効に働かないことが多い．アドバイスよりも対話や聴くことが援助となろう．

話すとは，「話して，離して，放す」こと

　苦しみを自ら緩和しようとする意味変更のダイナミズムに，他者，援助者は同行するしかない．

　「NO」から「YES」に完全に変わることは滅多にない．しかし，意味・現われが変わることによって，「NO」に伴う激しい感情が変容することはある．人は立ち止まった状態のままでは生きられない，精神に異常をきたすことも珍しくない．人はこころが崩れることから身をまもる術として意味変更ができる能力を持ち合わせているのかもしれない．事柄の意味・認識が変更されたとき，ようやく苦しみを「放す」ことができる．閉ざされた思考だけでは新しい意味に出会い損なう．

　苦しみを手放したい人は，話すことで，「苦しい事（事態）」「こうであってほしい状態」の意味を変更したいと無意識の領域で，あるいは前意識で望んでいる．人が苦しみを語るのは，こころのなかの混沌を整理したい，そして意味を変更したいのである．ここに「聴くこと」の意味がある．話すとは，「話して，

離して，放す」ことである．

援助者の立ち位置

　援助者は，**図10‐2**（苦しみと緩和の構造）の「自分は今どこに立って援助しているのか」を常に意識してみよう．**図10‐2の②**に立ち，事態を変えるために援助しているのか，**図10‐2の③**に立ち，事柄の意味変更の道行きに同行しているのか，あるいは同時に②と③を援助しているのかを自覚しながら援助するいうことである．そうすれば自分が今，何をすべきかが見えてくる．自分の立ち位置の切り替えスイッチを自在に操るのである．そして援助のはじめに，**図10‐2の①**「NO」を受け取って欲しい．「NO」を誰にも受け取ってもらえない当事者は，②にも③にも進めないのである．解放への第1歩を踏み出すためには「NO」を誰かに受け取ってもらうことが不可欠なのである．

本当の苦しみはどこも動かせないことにある

　事態が動くなら幸せに向かう，意味が変わるなら生きられる．しかし，事態も動かせない，意味も変えられない，つまり「苦しみと緩和の構造」のどこも動かないことがある．たとえば，わが子を理不尽に奪われた人は，その事態も意味も変えようがない．本当の苦しみは「苦しみと緩和の構造」のどこも動かせないことにある．

　他者に起こった出来事でも，「これはつらすぎる」と我々が，他者の塗炭の苦しみに思い至ることができるのは，事態と意味の変えようのなさを感じ取っているからである．苦しむ人の凍てついたこころの動かせなさを感受することで，聴く人は，あてがうだけの軽薄な言葉を呑み込み，駄弁な慰めを自らに禁じる．

　事態も意味も変えようがない中で苦しむ人に対して援助者は，「苦しみと緩和の構造」を理解しつつ，ひとりぼっちにさせないように，こころを寄りそわせるしかない．「誰かといること」，「間（あわい）」の意味の奥行が，援助の本質を貫いているのである．

4　聴き手の勘違い
── わかった気になる怖さ ──

（1）他者理解って？──わかってたまるか！　はい，わかりません──
了解の限界

　話を聞いたから「わかっている」って，本当だろうか．「わかりあえる」ってあるのだろうか．誰かに話した内容を相手はきちんと受け取っているのだろうか．わかった気になることの怖さについて考えてみよう．

　我々が１つの言葉を発したとき，話し手がイメージしている通りに聴き手がその言葉のイメージをもっているかというと，そうではない．

　たとえば，「ネコ」という言葉，読者の「ネコ」のイメージを思い浮かべて欲しい．その「ネコ」のイメージと全く同じ毛の色，目の色，大きさ，声などを他者が思い描いているとは考えにくい．どの言葉についても概ね，このような自己と他者との間にイメージのずれが生じる．

　我々が他者の話を聞くとき，自分の知識や価値観をさしはさんで自分のなかで解釈を施し，他者の語りを自分のなかで構成しながら聴いている．それは，当然のことであり，むしろ，そうするしか他者の語りを了解することができない．そのことについて，もう少し詳しく説明しよう．

スキーマ理論

　バートレット（Frederic Charles Bartlett 1932）は『想起の心理学（原題：Remembering)』で，物語の理解や記憶は，読み手がすでにもっている知識に導かれて進行すると唱えた．すなわち，スキーマ（出来事，行為，事物などについての一般的知識）に矛盾しない情報は積極的に取り込まれ，スキーマに合わない情報は，省略，同化，合理化などによって処理される．このような過程を「構成のしなおし」という意味で，バートレットは再構成とよんだ．我々が記憶するとき，我々がすでに知っていることによって記憶の内容は大きく影響される．他者から聴く物語も，スキーマ理論によって聴き手のなかで解釈，再構成されるのであり，語り手のなかにある物語とずれが生じることになる．

互いの解釈やイメージのずれ

　同じ言語を用いている場合，ある表現や言葉を聞くとき，共通に理解している意味があるので，それらの意味は概ね共有できるが，成育した地域，環境，言語学習の習熟度などの違い，また人生経験そのものが違うので，その表現や言葉への解釈には個人差が生じる．ある物語が全ての人の中でまったく同じに解釈され，イメージされるとは考えにくいのである．

　話を聴く場合も同じことがいえる．聴き手は，語られた内容を自分の知識，価値観，経験知などを総動員して解釈し，聴き手の中でイメージを膨らませていく．したがって，聴き手の中にある語られた内容のイメージと語り手の中にあるそれとの間にずれが生じることは免れ得ない．

　まとめると，言語的コミュニケーションにおいては，言葉の意味そのものは他者間で概ね共有されるが，聴き手の既存の知識に矛盾しないように取り込まれた情報（スキーマ理論）は，さらに聴き手の個別の価値観，経験知などによって解釈されイメージされるので，他者の語りを完全に理解することはできない．つまり語り手が伝えたいことと聴き手に伝わっていることとの間にずれが生じることになる．コミュニケーションにおいては，このずれを了解しておくべきである．「伝えたいことと，伝わっていることにはずれが生じている」という認識が，コミュニケーションの際に常に求められる．

（2）自他間の深淵（しんえん）——わたしはあなたにはなれない，だからあなたは解放される——
わたしは，あなたにはなれない

　いくら「わかってほしい」ともがいても，他者経験はあくまで超越であって，「汝」が「我」となって「我」の体験を体現することはできない．「我」は「汝」になることはできない．つまり自己と他者の間には越えられない深い淵がある．したがって私の思いの全ては相手に伝わらない．だから，我々は懸命に語る．何とか，わかってもらいたいという熱意が，語るという行為を促す．

だからこそ 苦しみからの解放がある

　前項（1）「他者理解って？」で説明したように，他者の気持ちの「全ては

わからない」まどろっこしさは，他者理解の障壁ではない．この「わからない」という事態こそが，「わかろう」とする他者理解の出発点に立てる条件となる．自他間の深淵の存在こそが，逆に援助を成立させる．

　パラドキシカル（逆説的）な表現であるが，自他間の深淵があるから，我々は苦しみから解放される．「この深淵がなければ，自分の思いは相手に100％伝わるのだから，この深淵はじゃまものではないのか」と考える人も多いだろう．そうではなく，この深淵こそが救いの「場」であり，苦しみからの解放の契機となる．

　他者との間にある深淵の前で語ることを余儀なくされた我々は，ようやく，ばらばらな言葉を並べ始め，自己の思いを再構成していく．再構成の過程で，自己の思いが明確になり自己の思いに辿り着くのである．

　そこから，苦しみから解放されるための戦略，つまり事態を動かすのか，事柄の意味を変更するのか，その行方を探し始める．

自他の深淵は互いの安全のため

　もし，自他間の深淵がなければ，我々が考えていることが全て，他者に知られるということになる．全て，誰かがお見通しという事態のなかを生きなければならないとしたら，人間関係，社会生活は破綻し極めて生きづらい．このように別の意味でも自他間の深淵は必要なのである．

　統合失調症に特有な症状として，思考吹入（考えが外から吹き込まれる），思考奪取（考えが抜き取られ空っぽになる），思考伝播（考えただけで周囲に伝わってしまう）などがある（山下 1997）．他者との安全な隔たりは，我々にとってなくてならないものなのである．

第11章

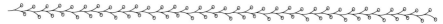

コミュニケーション
──会話の構造とコミュニケーションの本質──

1 何を使って伝えているのか
──おれの目をみろ，なにも言うな，壁ドン！──

言葉と態度　どっちが大事？

　人間関係の基本はコミュニケーションである．コミュニケーションとは伝達行為と言われるが，コミュニケーションが良好であるとはどういうことなのか．伝達行為が目指すのは，うまく「伝わった」，よく「わかった」という事態であろう．

　そのための伝達方法は2つある．1つは，話しをする，文章で知らせるなど言葉や文字を使って相手に伝える言語的コミュニケーション（verbal communication），もう1つは，身振り，話し方，表情，態度などによって伝える非言語的コミュニケーション（non-verbal communication）である．コミュニケーションはこの2つの方法を駆使して展開される．

　一般に，言語的方法による伝達役割の占める割合は，わずか2割で，8割は非言語的方法で伝えているといわれる．研究者によっては，状態によると但し書きをつけたうえで，言語的伝達の割合をわずか7％と報告しているものもある（Merabian Alber 1968）．コミュニケーションでは，話し方，表情，態度など非言語的伝達が重要なのである．

LINE でのいじめ事件

　スマートフォンの LINE 機能が一般に使われ始めた頃，LINE 上であるいじめ事件が起った．そのきっかけとなった LINE のやりとりを見る．

　　Aちゃん：このぬいぐるみ，パパに買ってもらった！
　　Bちゃん：わお，この熊，かわいくない！

　そのころの流行りの言い方として，語尾を高く上げて，疑問文的に発声し，肯定を表すというものがあった．Bちゃんの本意は「この熊はかわいい」と言いたかったのであるが，流行りの言い回しをそのまま文章にすると，「かわいくない」と否定文になり，本意が伝わらなかった．怒ったAちゃんを中心とした仲間によるBちゃんへのいじめがはじまったという事件である．

　もし，会って会話をしていたら，このような誤解は生じなかっただろう．日常の会話では，言葉のみで伝えているのではなく，声の抑揚，表情，言い方など非言語的要素を工夫して伝えているのであるが，LINE上の文章では非言語的要素は盛り込めないため，本意が伝わらなかったのである．絵文字やスタンプは，友人同士のLINEやメールにおいて気持ちを伝えるツールとして一定の役割を果たしているだろう．しかし仕事上でのメールのやり取りは，言葉だけの通信になるので，文章作成には細心の注意を払う必要がある．これも言葉だけで伝える難しさを証左している．

2　会話の4層構造と伝達方法
──会話には深い奥行がある──

（1）4つのメッセージで構成されている──つかめ！言葉の向こう──

　会話をよく観察すると，4つのメッセージが含まれた4層構造を成している（渡辺 2018）．もちろん常に4つのメッセージが揃うということではないが，この4つのメッセージに意識を傾けて，聴くことが求められる．コミュニケーションにおける4つのメッセージと，言語的伝達・非言語的伝達の関係を解説する（図11-1）．

4つのメッセージ（4層構造）
① 状況説明や事実確認
　状況説明や事実確認は，言語だけでも表現でき，書類などによる文章表現で伝えることができる．また，社会生活でのコミュニケーションの出発

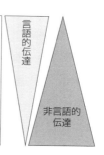

① 状況説明や事実確認
　　（言語で伝えられる）

② 自分の考えや意見
　　（伝える場合と伝えない場合がある）

③ 他者への要求
　　（伝える場合は表情や言い方に気遣う）

④ 感情
　　（言語では伝えきれない）

言語的伝達

非言語的伝達

**図11‑1　会話に含まれる4つのメッセージ（4層構造）
と伝達方法の関係**
出典：（渡辺 2018）を参考に筆者作成.

点は，状況説明や事実確認であることが多いので，ここはしっかり話す，聞くが実践されなければ，社会生活でのコミュニケーションははじまらない．

② 自分の考えや意見

　自分の考えや意見は，会話のなかでは，伝える場合と伝えない場合がある．伝える場合は，言語で伝えることができるが，その言い方に細心の注意を払いながら伝える人は多いだろう．言い方によっては，相手に不快な思いをさせたり，相手を否定しているように受け取られたりすることがあるからだ．つまり，ここには表情や言い回しなど非言語的伝達が必要になってくる．

③ 他者への要求（相手にどうしてほしいか）

　会話のなかには，状況説明をして，自分の考えや意見を述べるだけでなく，他者へのなんらかの期待や要求が含まれることがある．親しくない相手に何かを要求するときは，かなりの覚悟と気づかいが必要となってくる．上の①②を省略し何の説明もなく，相手に自分の要求だけを伝える社会的会話は一般的ではない．しかも要求するときの表情，言い方，声のトーンなど，かなりの気づかいをもって伝える．いよいよ非言語的伝達の役割が大きくなってくる．

④ 感情

　人の感情は，言葉では伝えきれない．表情，言い方，声のトーン，態度，行為で表すしか，相手に伝える方法がない．文章など言葉のみで「怒り」を伝えても，相手にその感情の荒々しさや憤りの大きさ，またその背景にある気づかいは伝わりにくい．嬉しくても，無表情なら，その嬉しさは伝わらない．言葉で表せないから，人は，表情や態度で示したり，ときには大胆な行動に移したりする．歌手の尾崎豊の「卒業（夜の校舎　窓ガラス壊してまわった）」には，若者の感情の伝えきれないもどかしさが表現されている．

　ある病院で，電子カルテにくぎづけで，患者の方を見ないドクターにティッシュペーパーの箱を投げつけた患者がいた．この例も，怒りは行為や表情など非言語でしか伝えられないことの傍証であろう．表情を観ていない医師に，次なる非言語的伝達として「ティッシュペーパーの箱を投げつける」という行為で怒りを伝えたのである．患者を観ていたら，飛んでくるティッシュペーパーの箱を避けられたのに，二重に残念なことである．

言語的伝達，非言語的伝達と4つのメッセージ（4層構造）の関係

　ここで重要なのは，①から④の層にいくにしたがって，言語的伝達ではなく非言語的伝達が活躍するということだ（渡辺 2018）．非言語的伝達に込められたメッセージである期待や要求，感情を受け取る力が聴き手に求められる．

　会話では常にメッセージ①〜④のすべてがそろっているわけではない．その都度で，メッセージの揃い方は違う．コミュニケーションの4層構造を把握しながら，メッセージに意識を差し向け他者の話を聴くことで，相手の思いを受け取る構えができる．

（2）「京のぶぶ漬け」に隠されたコミュニケーションの極意
——京都人はいけずや おへん（意地悪じゃない）——

「かましまへん　どうぞ，ぶぶ漬けでも」

　「京のぶぶ漬け（お茶漬け）」という説話がある．これは大阪の人が京都人を皮肉って作った話とも，上方落語の創作とも言われている．したがってあくま

でも，説話なのであるから，あるのかないのかわからないような物語を取り上げることに違和感があるかもしれないが，「京のぶぶ漬け」にコミュニケーションの極意が見えるのである．

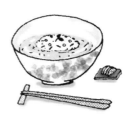

ぶぶ漬け
イラスト：村田智子

　「京のぶぶ漬け」を解説しよう．訪問客が夕飯時になって「ぽちぽち帰ります」というと，京都の人は「まあ，そんなこと言わんと，ぶぶ漬けでもあがって（食べて）いっておくれやす」と，こころにもないことを言ってくるというのだ．訪問先の主人から「ぶぶ漬けでも」というくだりがはじまれば，訪問客は「これは，ぽちぽち，おいとませなあかん（早く帰らなければいけない）」と判断するという．これが広まり，京都の人は，「裏表がある」と誤解されたのである．

　筆者は，「京のぶぶ漬け」には，1200年の悠久の古都で育まれたコミュニケーションの極意が隠されていると考える．「京のぶぶ漬け」を4つのメッセージから分析することで独断的にコミュニケーションの真髄に迫ってみたい．

4つのメッセージから分析

この言葉を先述の会話における4つのメッセージから分析する．

　① 状況説明や事実確認
　　「ぶぶ漬けでも」ということは，お茶漬けならあるが，ご馳走がないという状況の説明が含まれている．
　② 自分の考えや意見
　　「お茶漬けしかない．こんなものをお客に出すのは失礼やなぁ」という主人の思いがある．
　③ 他者への要求（相手にどうして欲しいか）
　　「今日のところは，ぽちぽち帰ってほしい」と客へお願いしたいが，「帰ってください」とは言えない．
　④ 感情
　　「困ったなあ，もう夕飯時やし，かなわんわ」とネガティブな感情がある．

③と④は極めて言語化しにくいのがわかるだろう．京都の人でなくても，相手を傷つけることは言わないでおきたい．逆に，相手に言いにくい言葉を言わせないようにしてあげたい．人は，言われなくてもそこを観て感じ取る高度なコミュニケーション能力によって人間関係を構築している．

言わせんようにするのも「気づかい」どす

　4つのメッセージのうち言葉で言いにくい，③ 他者への要求（ぼちぼち帰ってほしい），④ 感情（かなわんわ）を感じ取り，③④を言わせないコミュニケーション力を京の人々は備えていたと考えたい．京を戦場とした度重なる 戦 に苦しんだ京の町衆は，ものづくりと商いを生業としていたなかで，コミュニケーションによるしなやかな人間関係を構築して生きぬいていたと考えれば，「京のぶぶ漬け」には京の人々のコミュニケーション力と生きる力が隠されているとみるのもおもしろいのでないだろうか．したがって京都の人に対してステレオタイプに「裏表がある」と評するのは適当ではないと結論づけたい．

　「京のぶぶ漬け」における4つのメッセージ分析からみえることは，京都でなくても日本に住む人々が身につけているコミュニケーションに不可欠な他者への「気づかい」という極意であった．

3　聴覚障がい者のコミュニケーションに学ぶ
——忘れられたコミュニケーションの本質「観る」——

　「声を出さず，身振り，手振り，表情だけで，隣の人にあなたが伝えたいことを伝えてください」という実践を試行すると，ほとんど健聴者は，大変，戸惑うのであるが，それでもどうにか伝える努力をする．声に出して言葉をつかって相手に伝えるときと，声を出さず，非言語だけで伝えるときとでは，何が，どう違っているのであろうか．普段のコミュニケーションにおいて健聴者に何が欠けているのかに気づくことでコミュニケーションの本質がみえてくる．

察してもらうことに慣れすぎ　伝える努力をしない健聴者

　言いたいことを声に出して言う健聴者は，相手も健聴者である場合，自分の表情が見えなくても，相手は概ね理解してくれていると感じさせてくれる．つ

まり，相手に察してもらうことに慣れすぎている健聴者は，相手にわかるように懸命に伝える努力が必要とは感じずに生きている．さらに，「言ったから，わかっているはず」と，相手の理解度に対する理解が足りないためにおこるトラブルも多い．

「聞こえてくるから 観なくてもいい」って思ってる？

　受け取る側も，「声が聞こえる」という言語的伝達を存分に利用しているので，語っている相手をあまり観察しない．たとえば，相手を見ずに，作業しながらでも話は聞ける．相手を見なくても，概ね理解できる日常会話では，話し手の表情など非言語的伝達要素を省みないことが多い．

聴覚障がい者の非言語的伝達に秘められたコミュニケーションの本質「観る」

　聴覚障がい者は，声が使えないため，手話などの手ぶり，顔の表情などあらゆる非言語的伝達方法を総動員して伝える努力をする．また，受け取る側の聴覚障がい者も，声のトーンや雰囲気がわからないため，相手の手話や態度，表情などを懸命に追いかけ，相手を理解しようと観察する．相手の姿や表情が受動的に「見える」のではなく，相手の気持ちを能動的に「観る」のである．非言語的伝達を「観る」とは，相手を「観る」ことであり，ここにコミュニケーションの本質がある．

子どもを「観る」

　聴覚障がい者のコミュニケーション論は，健常者には関係ないと思っている人もいるだろう．しかし，子どもはうまく伝えられない事態を生きていることを忘れていないだろうか．言葉が稚拙でうまく伝えられないため，受ける側の能力が問われる．うまく伝えられないから，泣く，叫ぶ，暴れるのである．そのことに無理解な大人の幼児虐待は後を絶たない．多くの親は，「あれ，なんかおかしい，いつもと違う」と子どもの変化に気づく．それは，子どもを「観ている」からである．

視覚障がい者は「聴く」を生き，「観ている」

　視覚障がい者は，① 状況説明や事実確認は話し手の発話内容によって把握できるが，言外の情報は，話し手の声のトーン，声の調子，言い回し，抑揚，

背景の音などさまざまな非言語的伝達要素を頼りに細かく感じ取り，話し手の思いを受け取っていく．視覚障がい者は，話し手の声という「音」が受動的に「聞こえる」ではなく，極めて能動的な「聴く」という世界を生きる．「聴く」なかで，相手を心の目で「観ている」．

　耳が聞こえ，目が見える人々が等閑に付し，言語獲得以前の世界に置き忘れてきたコミュニケーションの本質「観る」を障がい者のコミュニケーションが教えてくれる．さらに言えば，「観る」は相手への「気づかい」そのものなのである．

4　聴く力
──欲しいのは○○だけ──

会話の内容，情報量をコントロールしているのは いったい誰なのか
　会話のなかで提供される情報をコントロールしているのは誰かと問うとほとんどの人は，「話し手がそこで語る内容や量をコントロールしている」と答える．はたしてそうだろうか．話し手は，聴き手が信頼でき，安心できる人であると，「あれ？私はこんなことまで話してしまった」と驚くときがある．逆に，聴き手への不信感，不安感を直観的に感じているとき，話し手は，話す内容を差しさわりのないことにとどめる（もちろん状況にもよるが）．つまり，聴き手がどのような人であるかによって，会話の中の情報が変わるのである．ならば，会話の中の情報をコントロールしているのは，話し手ではなく，実は聴き手であるということになる．コミュニケーションにおける聴き手の重要性が理解できるだろう．

欲しいのは○○だけ
　聴く力を論じる場合，聴くことの奥深さがさし置かれている感が潜んでいるコミュニケーションスキルという言葉を持ち出すことに違和感がある．スキルさえ手に入れたら，話を聴くことができ他者を理解できると思われがちだが，相手のメッセージを受け取る力が聴く力である．しかも，伝えたいのに非言語

的伝達による場合が多い「③ 他者への要求」と「④ 感情」は，聴き手の感じ取る能力を求める．③④は，聴き手の「観る」気づかいによって感じ取られなければならない．

　「① 状況説明や事実確認」においては，不明なところは尋ね，自分の理解で間違いがないか，確認しながら聴く．それによって，一生懸命聴いてくれていると話し手は感じる．

　「適度の相づち」と教科書的に言われるが，聴く覚悟をもって4つのメッセージに意識を向けて相手を気づかい観て聴いていれば，自然に相づちをうっているのであって，スキルとしてするのは違うと感じる．自己の意識が身体に現れ出でるのである．

これだけはやめよう

　　① 話の腰を折る
　　② 上の空で話を聞く
　　③ 自分の話にもっていく
　　④ 聞き出す

　なかでも「③ 自分の話にもっていく」という態度は，聴くことに徹する覚悟がないことの証である．③は話し手にとって最も不快なのだが，残念ながら，そのような場面を多くみかける．①②③のいずれも聴く覚悟がないからやってしまう行為である．聴く覚悟をもって聴いているのかそうでないかは，①②③のような聴き手の態度で一瞬にして相手に悟られてしまう．

　「④ 聞き出す」という態度は語り手にとっては恐怖である．苦しみを語っているときは，聞き出さないで欲しい．語ることは，隠すことでもある．饒舌（じょうぜつ）な語りにはときに隠ぺいがある．無意識に何かを隠しながら語るのである．その隠されたものを聞き出すことは慎むべきである．隠すという行為にも，その人にとって大切な意味があり，こころの中に土足で上がるような取り調べまがいの「聞き出す」という態度は援助的ではない．

　ただし，事情を説明してもらわなければ対処できないようなことがある．先にのべた4つのメッセージの「① 状況説明や事実確認」のための問いかけは，

医療や福祉の場面に限らず社会全般で適切になされる必要がある．

さらに高度な心がけ

① できるだけ「でも」「しかし」など否定の接続詞を使わない

② 相手の話に好奇心を示す

③ 不明な点はタイミングをはかって質問し理解しようとする

④ 安心感を与える表情や雰囲気

「② 相手の話に好奇心を示す」「③ 不明な点はタイミングをはかって質問し理解しようとする」によって，自分の話に興味をもってくれていると話し手が感じる．興味をもってくれていると感じると話したくなり話し手は嬉しいと感じる．「③ 不明な点はタイミングをはかって質問し理解しようとする」は，先に説明した４つのメッセージの内の「① 状況説明や事実確認」の目的をもち，そのこと自体が，できるだけ相手を理解したいという聴き手の気づかいのあらわれでもある．

　以上をまとめると，良好なコミュニケーションを図るためには，非言語的伝達に気を配り，４つのメッセージに意識を向けて聴く覚悟が肝要であり，聴く覚悟の背景にあるのは「観る」気づかいなのである．

5　どうしてもコミュニケーションが苦手な人へ
——聴き上手は 愛される——

聴き上手になれば 愛される，しかも理由がわかれば こっちのもの

　「コミュニケーションが苦手だ」という意識を払拭できない人は多い．その多くは「流暢に話すことができない」思っている．その場合は一流の聴き手を目指してほしい．聴き上手な人は必ず人から愛され信頼される．聴き上手になることをめざそう．

　さて，コミュニケーションが苦手な人の苦手意識を分析すると，そこには「視線への恐れ」「話しかける怖さ」「自己肯定感の低さ」がキーワードとなっ

て鎮座している．管見ではあるが，それらを乗り越える方法を提案してみたい．

視線は 誰だって苦手

　人と視線を合わせるのが苦手であるのは，珍しいことではない．視線は，不思議で謎だらけの現象で，じっと見つめられると，そこに居ることもできないくらいの怪しい力をもつ現象である．視線は目から光がでているような物理現象ではないのにたしかに視線が絡むことがあるし，後ろに人がいてこちらに視線を向けていると，その気配を感じたりする．したがって，このような不思議現象の視線を恐れたり，嫌がったりするのは当然の反応である．

　その場合，無理に目をあわす必要はない．欧米ではアイコンタクトが大切と主張されるが，筆者は場合によると思う．全く顔を見ないのは，さすがに失礼だが，終始じっと見つめる必要性を感じない．むしろ時々視線を外してあげる方が，相手は安心する．目を見つめ続けるよりも相手の全体の様子，動き，雰囲気を観るほうが大切だろう．

　そこで，相手の瞳を凝視するのではなく，眉間を見る練習をすることを薦める．眉間であれば，相手の視線が絡んでこないし，相手の顔を全く見ていないことにならない．まず，眉間を見る時間を，5秒，10秒……と長くして慣れていこう．

　また，正面に向き合って座るのは，相手によっては圧迫感が生じる場合があるので，人の正面に位置して会話するのではなく，90度の角度，もしくは横に並んで話をすることもコミュニケーションに慣れることに効果がある．

　笑顔に対して人は警戒感が弱まるので，自分の笑顔を味方につけよう（場合に応じて）．また人との距離の取り方も大事である．不快に感じる人との距離というものがあり，パーソナルスペースは，0.45〜1.2mと言われている．あまり接近して会話をするのも苦手意識を助長させる．

自分から話しかけるのが 怖い

　自分から話しかけるのを怖がる人は，プライドが高く，傷つくのを恐れていることがある．過去に他者との会話のなかで，傷つけられたり否定されることが続くなどによるトラウマを抱えている場合が多い．この場合も無理に話しかけなくてもよいから，話しかけられたら，とにかくしっかり聴くことを心掛け

て欲しい.

　しかし，話さなければならない状況もあろう．そのときは，伝えたいことを
はっきりさせてから話す，あるいは結論を話してから，なぜなのかを説明する
練習をしてみよう．日本人は遠回しに話しつつ結論に近づける傾向があるので，
結論から話すことを得意としないが，職場では結論から話す必要があるときが
多い.

　話をする練習のときは「いつ，だれが，どこで，なにを，なぜ，どのよう
に」（5W1H）を盛り込むのは当然であるが，伝わりやすく話すために日常的に
練習できる効果的な方法がある.

　アナウンス練習で使う方法を応用しよう.

① 声のトーン（大きさではなく音の高さ）を上げると声の通りが断然よくな
　り，聞き取りやすくなるので，なんども聞き返されるという不快な経
　験も少なくなる.
② 伝えたい重要な単語や文は意識的にゆっくり発音する.
③ 伝えたい重要な単語や文の前で，一瞬の間を空ける．この間のあとの
　単語や文が引き立ってくるので伝わりやすくなる.

自己肯定感が低い

　自己肯定感が低い人は，他者との関係性に問題が潜んでいる．他者との良好
な関係性によって他者から肯定されることで，自己は肯定されていく．人は自
分で自分を肯定しているのではなく，他者から肯定されることで自己を肯定し
ている．したがってコミュニケーションへの苦手意識から他者との関係性を築
けない場合，さらに自己肯定感の低下につながり悪循環となる．本章の戦略に
したがって，優先的に「聴く力」を獲得し，徐々にコミュニケーション能力を
高めれば，良好な他者関係を構築することになり，自己肯定感が高まっていく.
逆の場合，つまり他者から否定されることによって，人は自分で自分を否定す
る傾向があるので，自分を否定してくる相手や関係性そのものとの距離に注意
を払う必要がある.

第12章

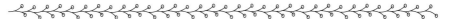

こころと他者理解
——人を生きる　人と生きる——

1　多様性と理解
——違いを認めたい——

多様性

鳴かぬなら，殺してしまえ，ホトトギス　　　織田信長

鳴かぬなら，鳴かしてみしょう，ホトトギス　豊臣秀吉

鳴かぬなら，鳴くまで待とう，ホトトギス　　徳川家康

　この 3 者が，実際にこれを詩ったかどうかは，筆者にはわからないが， 3 者の性格，価値観，人生訓を表しているものと評されている．どのような生き方をするのかは，人それぞれであり，現代においても社会には多様な価値観が溢れている．多様性は，今後も益々拡大していくであろう．

　過去においては，「みんな同じであるべし」「同じ方向を見て進むべし」「逸脱している者は差別されてもやむなし」といった全体主義が横行した時代もあった．そこには，少数派の人々の苦しみが閑却されてきた．現代的多様性の認知と受容は，少数派への抑圧解放の重要な鍵となる．

わかってたまるか！
　「多様性を認める」という文言をよく耳にするが，これは「他者を認める」ということと同義と考える．「他者を認める」とは，他者のありようを理解しようと努力することともいえる．第10章 4 「聴き手の勘違い」で述べたように他者の語りを完全に理解することが不可能であるのと同じく，他者そのものを

完全に理解することはできない．苦しい心中を打ち明けて，「あなたの気持ちがわかるよ」と軽々しく言われると，こころのなかで叫ぶ，「わかってたまるか！」と．「わからない」を前提に我々は，聴かなければならない．なぜ，他者をわかることができないのか．それは，発達過程で培われた思考の際の論理的組み立ての癖や，刷り込まれた価値観によって構築されている考え方や感じ取り方のフレーム（枠組み）が各人で異なるからである（第1章　3．聴き手の勘違い　参照）．

　しかし，人間にある程度共通する心理的傾向はある．それを知っていることで，他者の行為を共感的に想像的に理解することは可能であろう．そこで，ここでは，人間の心理に目を向けてみたい．

2　発達心理
——矛盾を生きる——

両義性の発達心理

　我々は生涯を貫く根本的な矛盾を抱えて生きていく．その矛盾を発達の段階ですでにもっていることを鯨岡俊（2003）は発見する．鯨岡が提唱した両義性の発達心理を概説する．

　乳児はおなかがすいたり，どこか痛かったり，おむつが濡れていると泣くのであるが，そのような身体的不具合が無くても泣く．身体的不具合が無くて泣いている赤ちゃんは，手が差し伸べられ養育者の胸のなかに抱かれると泣き止む．これは，「放置＝死」を動物的直観によって知っているからではないのかと筆者は茫と自問していた．鯨岡の理論はこれに応えるものでもあった．

繋合希求性

　人間は，出生の際，絶対の未熟で生れ落ち，他者のなかに投げ出される．そして常時，他者の養育を当てにせざるをえない．自己の生は，他者と繋がれることによってのみ，全うできる．誰かと繋がっていたい，繋がっていなければ死ぬという弱みがある．この「他者とともにあることを求め，ともにあることができれば幸せを感じるという欲望」を「繋合希求性」という．これは大人に

なっても生涯変わらない欲求であり，人間の本質としてある．

自己充実欲求

　少し大きくなると，自分の「思い通り」に生きようとする．他の子どものお
もちゃであろうが，それが欲しければ奪いにいく．それは養育者に対しても同
じで「してほしいこと」「ほしいもの」をとことん要求する．つまり，養育者
を自分の思い通りに振り回す．この「思い通り」にしたい欲求を「自己充実欲
求」とよぶ．

　この「思い通りにしたい」という欲望をもつことは，1個の主体として他者
から分立していく過程でもある．この過程が他者との差異性を際だたせる原点
となる．養育者は自分とは別の存在者であるという事実が顕在化してくるので
ある．

　「思い通りに」が肥大化し，思い通りにならない事態に直面することがたく
さんでてくると，それまでの「思い通り」の世界に裂け目が生じ，それが自他
の分節を促すことになり，逆に他者が必要と感じるという矛盾を抱える．先述
した「繋合希求性」と矛盾した「思い通り」にしたい「自己充実欲求」の両方
を乳幼児はもっているのである．この矛盾した発達心理がどのようにして成長
過程に影響していくのかを見てみよう．

繋合希求性と自己充実欲求の接合点

　乳幼児が「思い通り」にタンバリンを叩く．すると，養育者や周囲の大人た
ちが，「じょうず，じょうず」と子どもに笑顔を向けてほめる．子どもは「も
っとほめられたい」と欲望する．「もっとほめられたい」欲望には，「繋がって
いたい」欲望がその裏側に含まれている．つまり，自己充実は自己完結的では
なく，養育者の承認と賞賛が必要であり，養育者の瞳の輝きこそが，子どもに
とっては，原初的自己愛を満たすものであり，自己充実欲求に満足を与えてく
れるものであるということである．そこで，「思い通り」を一旦，放棄し他者
の欲望（もっとタンバリンをじょうずに叩いて見せて）に従うことが自分の「思い通
り」なのだと思いなす．どういうことか．ほめられ，認められることが，繋が
っていたい「繋合希求性」と「思い通り」にしたい「自己充実欲求」とが重な
る接合点となるのである．この重なりが成長の段階では社会的規範（不可視の

他者ともいう）に従う誇りを生起させ，規範のなかを生きていく自己が形成され
ていく．

　「思い通り」にしたい自己への求心力となる自己を収斂するベクトルと，他
者と繋がれることによってのみ生きられる自己を拡散するベクトルを我々は生
涯持ち続ける．2つの両義的な発達心理が我々をつくっていくことになる．

私のなかのあなた

　「思い通り」にしたい「自己充実欲求」が猛威を振るうと，養育者や教育者
から注意を受け，矯正が図られ道徳的自我が形成される．また憧れる人物に出
会うと繋がりたいと希求したり，「あのような人になりたい」と模倣と修正を
繰り返して自己が形成されていく．したがって人間のありようには，すでに他
者がさまざまに刻み込まれているのである．他者たちによってリードされ，他
者たちが我を貫いているといえる．自分1人で自己完結できない「弱み」を挟
んで自他関係がある．

「他者在り　故に　我在り」の方がしっくりくる

　17世紀，近代哲学の父といわれたデカルト（Réne Descartes 1641）は「我思う
故に　我在り」と言った．デカルトは，全てを一旦疑ってみて，学問や知にお
ける確かな根拠が欲しかった．そこでたどり着いたのが「私が考えている，そ
うだ，考えている私は確かに在る」であった．デカルトの懐疑論へはさまざま
な批判がある．筆者は懐疑論への批判とは別の違和感を覚える．考えているデ
カルトは，言葉を用いて考えている．この言葉はどこからやってきたのか．デ
カルトが使っている言葉は，いつかどこかで，誰かが使っていたもので，それ
を使いまわして考え，語っているのではないのか．ならば，我は，他者があっ
て，はじめて「在る」のではないのか．「他者在り　故に　我在り」の方がし
っくりくる．他者からの影響を受けている自己の在りようには，他者が刻み込
まれているのである．

3　こころの防衛機制
── あなたを護るこころのメカニズム ──

　防衛機制とは，ジークムント・フロイト（Sigmund Freud 1915）の精神分析から生まれた自分を護るための防衛メカニズムである．本能的衝動と道徳性や良心との間に起こる葛藤の統制を行っているメカニズムが防衛機制（Anna Freud 1936）である．

　そのまま受け止めると耐えられないような体験や記憶から身を護るためにも防衛メカニズムが働く．さまざまな葛藤から生まれる不安をコントロールするために，また現実に対処し適応するためにもこれが働く．防衛機制が破綻すると精神症状を呈することがある．防衛機制を知ると，自分や他者のこれまでの行動が腑に落ちるかもしれない．

① 抑圧──臭いものには蓋をしろ──
　「抑圧」とは，苦痛体験の記憶を無意識のなかに押し込めたり，満たされない欲求に蓋をしてごまかすことでこころの安定を図る機能である．しかし，欲求や抑圧された感情，記憶は，無意識の中に残り続ける．これらは，言い間違い，うっかりミスなどの失錯行為や夢に現れることがあるという．フロイト（1915）は，この「抑圧」が最も基本的な防衛機制と考えた．特に心的外傷体験（トラウマ体験）や性的な欲求などの倫理的に禁止された欲求が抑圧される．強い抑圧は無意識にまで押しやられているので思い出すのは困難である．
（例）数日前に携帯電話の機種変更を考えていたが，そのことは忘れて普段通り生活していたが，携帯を落として壊してしまった．現在使っている携帯電話に対する不満や機種を変更したい欲望，新機種への羨望などが抑圧されていた可能性が考えられる．

② 逃避──逃げるは恥だが，とにかく逃げる──
　自分が適応できない状態などから逃げること．現実について自分に都合よく評価する，また空想の世界に逃げ込んだり，病気になることでいやな状態から逃げることなど．

（例）憂うつに感じていた嫌いな運動会当日の朝，急にお腹が痛くなる.

③ 転換（置き換え）——弱いものいじめ　八つ当たり——

抑圧された衝動や葛藤が，麻痺や感覚喪失となって表現される.

（例）手足が痺れる，失立失歩（脱力し立ったり歩けなくなる），声が出なくなる
　　　失声症や視野狭窄，嚥下困難，不食や嘔吐などの身体症状が出ることが
　　　ある.

　また，欲求の対象を本来のものから，別のものにおきかえて充足しようと
する.

（例）いじめられっ子が，自宅で妹に暴力をふるう. 失恋相手からのプレゼン
　　　トを捨てる.

④ 同一化——取り入れ（摂取）・投影（投射）——

取り入れ（摂取）——まねっこ大好き——

自分にはないが，それをもっている他者を自分と同一に見立てることで，他
者の状態を自分のことのように思う. また他者のなかにあるものを自分のなか
に取り込むこと. 対象への憧れや羨望によるものである. 超自我（道徳的な自
我）は，この取り入れによって形成される. しかし，度が過ぎると主体性のな
さに繋がったり，他人の業績を自分のことと思い込んで満足する（自我拡大）
など，自他の区別がつきにくい人間となる.

（例）憧れの人と同じような服を着る.

投影（投射）——被害者ヅラ——

自分の内面にある受け入れがたい感情や欲動を，自分のものとして認めず，
外部に写し出すこと. 自分が抱いている他者への不満や負の感情を，相手が自
分に抱いていると思い込むこと. 自分の思いを他者に投影して防衛すること.

（例）「Aさんが嫌いだ！」という思いをAさんに投影し「Aさんが私を嫌っ
　　　ている！」と思いこむ.

⑤ 反動形成——いやよいやよも 好きのうち？　好きよ好きよは 嫌いかも？——

認めがたい感情や衝動が起こったときにこれを無意識に抑圧し，自分の気持
ちと正反対の行動をとること. 本心と裏腹なことを言ったり，思いと正反対の

行動をとる．憎んでいるのに愛していると思い込んだり，愛他主義の背後に実は利己心があったりと，性格として固定されることも多い．

（例）好きな子にわざといじわるをする．逆に，嫌いな相手に対し，過度に丁
　　　寧な言葉を使ったり，親切な態度で接したりする．

⑥ 隔離──知らぬが仏，言わぬが花──

自分の感情と思考や行動を切り離すことで，こころの負担を軽減しようとする防衛機制．観念とそれに伴う感情とを分離するが，観念は意識において保持し，感情は抑圧することなどである．おかしな行為だと自分では気づいているがその行為が止められない．ある種の強迫行為と関わっていると考えられている．

（例）夫の浮気現場を偶然目撃してしまったが，見なかったことにすることで，
　　　こころの平穏を守ろうとする．

⑦ 打消し──リセット得意──

罪悪感や恥の感情を呼び起こす行為をした後で，それを打ち消すような類似の，またはそれとは逆の行動を取ること．また，物事がうまくいかなくなると，すべてをリセットしてはじめからやり直したくなる心理的傾向のこと．

（例）芸術家が描きかけの絵や製作途中の創作品を破壊する．

⑧ 知性化（観念化）──説明いたしましょうぞ──

感情や痛みを難解な専門用語を延々と語るなどして観念化し，情緒から切り離す機制．抑圧されている欲求を直接表明せずに，論理的な思考や知識の獲得，伝達によって，感情的な混乱や恐れを避けようとする心的機制．非合理的，情緒的なものを知的に頭で考え説明しようとする．

（例）自分のこころの問題について悩む人が心理学を学ぶ．

⑨ 合理化──やせがまんも悪くない──

満たされなかった欲求に対して，自分に都合のよい理屈をつけて正当化し自分を納得させること．

（例）キツネは葡萄を取ろうとするが，上の方にある葡萄に手が届かないため，
　　　「届かない位置にあるのはすっぱい葡萄」だと口実をつけてあきらめた話．

⑩ **昇華**——暴走族のリーダーが大関に——

　本能的欲求や非社会的欲求を社会的に高く評価されることに向け換える.

（例）破壊衝動をもつ人が彫刻家・芸術家になる. 性欲や攻撃欲求をスポーツ
　　　で発散させる.

⑪ **退行**——赤ちゃん返り 快感！——

　耐え難い事態に直面したとき, 過去の未熟な発達段階に逆戻りすることで,
不安の解消や欲求の満足を得ようとする. 以前の未熟な段階の低次な行動をし
たり, 未分化な思考や表現様式となる. 不安なときに他人の話を鵜呑みにしや
すくなったりするのも退行の一種だが, これは「取り入れ」（④）がよくおこ
る発達段階に戻ったことによる現象である.

（例）弟が生まれたことでおねしょが再発するなどの赤ちゃん返りも退行. 赤
　　　ちゃん返りを悪いことのように子どもを責める必要はなく, 防衛機制で
　　　あると知るべきである.

⑫ **補償**——劣等感は エネルギー源——

　人より劣っていると思うところを他のことで補いたいという欲求. 人間は劣
等感を抱くとそれを克服しようと努力する傾向がある. しかし克服できない劣
等感は, 他のことで人より優れたいと欲する.

（例）運動が苦手な人が, 懸命に勉強してテストで良い成績をおさめる.

　他にも防衛機制はあるが, 詳しくは専門書を手に取って欲しい. 以上のよう
な防衛機制によって葛藤から生まれる不安をうまく対処し現実に適応しながら,
人は生きているのである.

4　精神の健康とは
——「まっ, いいか」——

　ここまで, 自己の精神が破綻しないよう防衛するために備えられた人間の機
能を説明してきたが, そもそも精神が健康とは, どのような状態をいうのであ
ろうか. 精神科医の中井久夫（2004）, 武井麻子（2012）を参照し, 精神の健康

についてみてみよう.

　WHO による精神健康の基準は，個人が自分自身の能力を認識し，日常のふつうのストレスに対処でき，生産的かつ有意義に働き，自分のコミュニティに貢献しうる良好な状態 state of well-being のこととしている. つまり，ストレスがない状態ということではなく，個人が日常のストレスに対処しながら，社会とのつながりのなかで意味ある生活が送れていれば健康であるといえる（武井 2012）.

中井久夫（2004）による精神健康の基準

　① 分裂する能力，分裂にある程度耐えうる能力. 人格は対人関係の数だけある（Harry Stack Sullivan）.

　　相手に応じて別の人格を前に出すことができる. その場そのときで自分のありようを応変するのは当然のことである. 柔軟な人格変換が起こらないで単一の人格で生きていると，擦り切れ現象がおこって，かえって人格障害の印象を与えてしまうのではないかと中井（2004）はいう.

　② 両義性，多義性に耐える能力

　　ものごとには，いくつもの面があることを受け入れられる能力をいう. 母親は父の「妻」であり，世間的には「おばさん」であり，子どもにとっては「お母さん」であり，身体的・心理的には「おんな」であるという認識は多義的である. この多義性に対して耐性が低いと「父と母が男女関係にあるのは許せない」となってしまい，妄想的観念を生む. また思春期に，幼い頃は尊敬していた父母，祖父母や教師の欠点や矛盾に気がつくと幻滅する. しかし成人していくとそのような面も認めていくようになる. 境界型人格障害ではこの両義性，多義性に耐えられないという問題が生じる.

　③ 二重拘束への耐性

　　二重拘束（double bind）への耐性とは，2つの矛盾したメッセージに対してなんとか折り合いをつけられる能力をいう. たとえば，学校教育でも先生は生徒に「自分の意見を言いなさい」と言う一方，実際は指導要領からはずれていると，強引にそこにもっていくことがある. 「わからないこ

とはなんでも聞きなさい」と言いながら，聞けば「授業で何を聞いていた
のか」と責められる．個性や自分らしさが大切といいながら，人と違った
ことをすると排除される．こうした矛盾が蔓延る社会のなかでも，なんと
か折り合いをつけて，自分らしさを見いだしていくことができるのが，二
重拘束への耐性である．

④ 可逆的に退行する能力（赤ちゃん返りができる能力）

　退行とは，自立した状態から依存状態へと成長過程を逆戻りすることを
意味し，退行からまたもとの状態に戻ることができれば健康といえる．た
とえば，妹や弟が誕生すると，子どもが一時的に赤ちゃん返りすることが
ある．睡眠も，エネルギーを回復するために必要不可欠な退行である．
「出ずっぱりでは人間はもたない」と中井（2004）は表現する．一時的な退
行は，健康維持にとって必要なもので，重要なのは，再び元の状態に戻れ
る（可逆的）ことである．

⑤ 1人でいられる能力（自分のことに没頭できる）

　「1人でいられる能力」というのは，イギリスの小児精神科医ウィニコ
ット（Donald Woods Winnicott 1958）が唱えたもので，中井（2004）は，これ
に「2人でいられる能力も加えたい」という．ここでは現実に1人でいる
ことを論じているのではなく，この能力は，幼児のとき，母親と一緒にい
ながらも1人であったという体験を指す．つまり，誰かと一緒にいても，
自身の遊びに没頭できる能力をいう．また自我を支える環境が取り入れら
れ，個人の人格の中に組み込まれると「1人でいられる能力」ができあが
るという．

　相手のことばかり気になるのは常に他者のことばかりを優先しており，
いわゆる「気遣いの人」はこの能力に問題がある場合がある．

⑥ 秘密を話さないでもちこたえる能力（親離れのしるし）

　子どもが，親には言わない自分だけの秘密をもつことは，自分をつくり
あげていくプロセスであり，親離れの段階といえる．中井は嘘をつく能力
もこれの関連能力として挙げている．ただし「嘘をつかないではいられな

い」のは，「びょーき」^{（原文のまま）}と，中井（2004）は揶揄する.

⑦ 問題を局在化する能力（それはたまたまと思えるか）

「問題を一般化すれば，解決はとおのく」と中井（2004）はいう．一度の失敗で，「私は，だめな人間だ」と一般化してしまうのではなく，「人生にはそんなこともある」と局在化して考えられれば健康的といえる.

⑧ 即座に解決を求めないでいられる能力（あいまいなままで待っていられるか）

問題を抱えたときに，未解決のまま保留し，待つことができる能力をいう．世の中には，原因がわからないこと，原因がわかってもすぐに解決できないことが多い．解決できない不全感に耐えて待つことが求められる場合がある．中井（2004）はこの能力を，葛藤や矛盾に対する耐性の問題であるという．この能力がなければ，あることを話している間，別の話したいことをこころの中で待機させられなくなる．この状態は統合失調症の初期，躁病に見られる.

⑨ いい加減で手を打つ能力（「まっ，いいか」と思える）

目の前におこっていることに対して，さまざまな方向から見て判断できれば，「絶対こうしなければならない」という自分への縛りが解ける．「自分はつねに完璧であろう」とするのは無理が生じる．「まっ，いいか」と思えるのが健康といえる．「まっ，いいか」と思えるためには，いろいろな角度からものを見られる能力が必要で，相手からどう見えているかを想像できる能力（相手の身になる）にも関連している．いい加減で手を打つ能力には，欲求不満に耐える能力も関係する.

⑩ 対処方法を複数持ち合わせていること

現実問題への対処に「これしかない」と思いこまない．また少数の防衛機制を何にでも使いまわすと，こころの健康に不具合がおこることがある.

⑪ いやなことができる能力，不快にある程度耐える能力（いやなことはいやと感じられる能力も含まれる）

いやなことはいやだと思うのは，自然なことで，回避する能力もなけれ

ば，どこかで破綻する．ただし，いやだと思っていても，しなければなら
ないときがあるので，いやでもある程度は耐えて，実行できる能力が必要
になる．これと対峙する「いやなことは自然に後回しにする能力」「でき
たらやめておきたいと思う能力」「ある程度で切り上げる能力」に関連し
ている．「いやなことができる能力」が，最初に発動すると，無理ばかり
を繰り返し身体的に破たんするので，自然はよくできていると中井（2004）
はいう．

⑫ 徴候性へのある程度の感受性をもつ能力（疲れを感じられる）

　自分の内と外におこる変化を感じとる能力，身体感覚．とくに疲労感，
余裕感，あせり感，季節感などを敏感に感じとる能力．疲れを感じないと，
人は極限までがんばってしまい，疲労困憊のはてに心身の健康をそこねて
しまう．どのくらい自分に余裕があるかを感じとることも重要．予感や余
韻を感受する能力もここに入る．これは，相手の感情，希望，拒絶などを
推察する能力につながってくるので，対人関係を読む能力に関係してくる．
今，相手が親密性を求めているのか，そうでないのかを感じ取れないと人
間関係が良好に構築できないことになる（中井 2004）

⑬ 健康人は妄想慣れしている

　独語する能力，妄想能力．独りでいるとき，自分に話しかけているとき
がある．それよって，思考が整理される．ところが，精神の病いをかかえ
ると，特定の妄想にとらわれてしまい，精神の自由がきかなくなる．中井
は，「ふつうの人のほうが，いろいろ途方もないことを考えては崩して，
いわば妄想慣れしている」（2004）という．

要するに「これでいいのだ」と思えるか

　自分が周囲と無理なく調和して存在し，「これでいいのだ」とまずまず肯定
的に思えるとすれば，精神的に健康だといえる（武井 2012）．

5　集団を生きる孤独な実存
――ほっとかんといて――

（1）人はなぜ群れる？――集団のなかでつくられる「私」――

　あなたはどれくらいの集団に属していますかと問われると、「家庭、職場、学校、友人、地域、勉強会（仲間）、同窓会（幼稚園、小学校、中学校、高校……）、市民、県民、日本……と数えると思うより多いはずである。生まれてから死ぬまでに所属した集団を挙げてみると、個人差はあるがかなりの数になるだろう。極端な例では、交差点の赤信号で待っている間もある集団が形成されている。誰かが青になる前に渡り始めると、自分が信号を見ていなかった場合、気がつけばつられて歩き始めていたりする。あるいは信号を待っている集団としてのルールにしたがって正しくあろうとするかもしれない。刹那的ではあれ集団心理が発生しているとしたら、そこにはやはり集団がある。そのような例をあげると、天文学的数になるだろう。我々は集団を生きるという仕方で生きている。

ほっといてくれ！　いや、やっぱりほっとかんといて

　なぜ、人は群れようとするのであろうか。入学、就職、習い事、サークルなど新しい環境に身を投じるとき、無意識あるいは意識的に自分と気が合いそうな人を探してしまう。そして気がつけば仲間を作っている。

　人は、群れ本能（instinct of gregariousness）によって集団をつくりたがる。これは社会的動物の習性として集団をつくる能力があるためである。集まることで葛藤も生まれるが、それでも集まる。人は、集団での葛藤による精神的肉体的負担よりも、集団に所属していることで得られる安心の方がより得たいものなのである（今西 1966）。

無理なく 目立たずたたずみたい

　新しい環境で気が合いそうな人に近づくとき、服装やもち物で、生活環境が似ていそうな人を探していないだろうか。日常生活では周囲の人と同じような人としてその場にいたいとぼんやりと望んでいる。それは、自分が周りと違った存在者ではないことで安心するからである（中根 1978）。多くの日本人は

「あなた変わってるね」と言われるのを好まない．これを普遍的体験による安心感という（山根 2000）．

認めてくれたら生きられる，でもしんどいときもある

　人は他者から受容されることで安心し，他者に受け入れられることで自分を受け入れることができる．他者が認めてくれることで自分の存在の意味を確認する．たとえば，他者の役に立つことをしたときに感謝されたり高い評価をうけたとすると，自分の存在の意味が立ち上がってくるだろう．他者からの承認が自己を承認することになるのである．これは，他者というものさしがなければ自己を評価できないともいえる．しかし，他者というものさしは，文化，習慣，社会通念などによって尺度が違い，また自分の価値観とのずれなどから自己を傷つけるものでもある．

自分の中に他者の影

　さらに同一化の対象（モデル）を求め，模倣と修正を繰り返して自己を確立していく（鯨岡2003）．憧れの人の真似をし，うまくいかなかった場合には，修正を繰り返し自己を形成していく．

　集団の中で自分が作られていくのであるから，自分の中には多くの他者の影がある．

ひとの人生の前半は，さまざまなひとの集まりに加わり支えられ，

自分を作り上げていく

ひとの人生の後半は，自分をつくり，ささえてきた集団が

齢を重ねるにつれ減っていく

ひとは病や障害により拠り所である集団を失う　　　　　　　　　（山根 2000）

（2）居場所が欲しい──生きる意味はそこにある──

いす取りゲーム

　いす取りゲームはスリルがあって楽しい．しかし，このゲームには残酷さも潜んでいる．音楽に合わせて，参加者の数より1個少ない数のいすの周りを歩く．音楽がなりやんだら，いすを奪い合って座る．すると参加者の数よりいす

の数は１個少ないので，１人だけ座れない人が発生する．座れなかった人は，そこから外される．単純なゲームである．

　初めて外された人は，その場から自分の居場所を失くし，独りとなる．次のラウンドで，もう１人外され，脱落者は２人となり脱落者仲間ができ，はじめの孤独な脱落者は孤独でなくなる．次々と脱落者が増えて脱落者の集団ができる．脱落者の人数が勝ち残った人より多くなっていき，ついに勝ち残った者は２人となる．そして最終ラウンドの音楽がなりはじめ１個のいすを奪い合っていすの周りを歩く．音楽がなりやみ最後の１個のいすにみごとに座った者は１人，つまり「独り」となる．

　もちろん，この醍醐味を笑って楽しめるのがゲーム性である．しかし，このゲームに社会の縮図をみる．会社などの集団で「長」とつく立場になるには，１個のいすを取りにいかなければならない．「世の中はいす取りゲームだ」といわれる所以である．１個のいすに座った者は勝利者としての誇りや達成感を得られるが，また孤独感もある．横並びの繋がりと，「長」とそうでない者との縦の繋がりには内容に違いがある．最後まで勝ち残った者の孤独にも気づきたい．

居場所が欲しい　生きる意味が欲しい

　いす取りゲームを余儀なくされる競争社会に生きながらも，なんらかの居場所が欲しいと我々は願う．子どもの悪質ないじめである「シカト」（無視）という仕打ちを受ける子どもは，そこに「居ること」が許されない，あるいはそこに居ても自己の尊厳が踏みにじられるような仕打ちを受ける．彼らは居場所を喪失している，あるいは居場所とすべきではないところに居場所を求め，深い傷を負うのである．

　大人社会では，病気や加齢を理由に「居ること」が許されないと感じる「居場所の無さ」による生きる意味の喪失がある．居場所は人間の存在の意味，生きる意味を確保するための重要な鍵となるのである．

　居場所とは何であろうか．居場所は，家，学校，会社などの建物を意味しているのではない．居場所とは，他者との間（あわい），つまり関係性を意味している．そして他者関係の豊かさが，居場所のあたたかさ，居心地の良さとなる．

ときには動物や自然との間に居場所を求めることもある．たとえ動けなくなっても，しゃべれなくなっても人は他との間（あわい）に居場所を求める．

　我々の「生」を支えているのは，人間関係，コミュニケーションから生み出される心地よい居場所なのである．居場所こそが生きる意味が生起する場である．生きるとは自分が居るべき居場所を探す旅であり，我々は苦しみながら居場所を求め続ける．

第13章

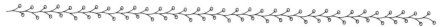

援助者へのメッセージ
——独^{ひと}りぼっちと間（あわい）——
（序説「間（あわい）とは」参照）

1　痛い！
——独^{ひと}りぼっち——

痛い！　さてあなたの第1選択は？

　体の痛みやこころの痛みなど，自分のどこかに不具合を感じたときに，我々は，何を第1選択としているだろうか．頭が痛くなったら，薬を探す．薬を飲んでもだめだったら，病院へ行く．たしかにそうだが，その前に，我々が無意識にしていることがある．

　身体であろうと心であろうと痛みを感じたときの我々の第1選択は，「がまん」である．心疾患をもっていて，すぐ薬を飲まなければ命に関わる人は，日常の処置として服用という行為があるが，そうでない人は，すぐに薬に手を伸ばすのではなく，「あれ？なんか痛いなあ，変だなあ」など自分の身体に起こっていることをじっくり感じている時間がある．それは，「がまん」の時間でもある．こころの痛みでも同じである．悩みごとやこころの不具合があるからといって，すぐカウンセラーのもとに走るだろうか，まして精神科病院，心療内科に直行するだろうか．我々は自分の中に痛みを感じたとき，とりあえずじっと「がまん」して様子をみる．もちろん「がまん」の時間の長さは，人によってさまざまである．いつまでもがまんしている人もいる．「がまん」のときの我々は，孤独である．誰かに打ち明ける前の「がまん」であるから，独^{ひと}りぼっちなのである．

時間と他者を失う

　激痛のとき，我々は，時間と他者を失う．筆舌に尽くしがたい激痛のなかに
あるとき，「もうすぐ，家族が帰ってくるから，食事の支度をしなければ」とか「今日はスポーツジムに行く予定だ」などと思い至らない．今が何日の何時
かもわからない．1時間前のこと，1分まえのこと，もっといえば，1秒前の
ことも意識にのぼらない．当然，1時間後のことも想像できない．あるのは，
「今」だけである．

　白血病の治療を経験した人が語った．骨髄移植の前処置として通常より強い
抗がん剤を投与し，患者の体内に残存するがん細胞をできるだけ壊滅させ，ま
たドナーの細胞を拒絶せず受け入れられるように患者自身の免疫力を低下させ
る処置がある．そのときのとてつもない激痛のなかにいた患者は，一晩中背中
をさすってくれていた家族の存在を知らなかったという．家族から「苦しがっ
ていたね．一晩中背中さすってたけど，どうにもならなかった」といわれた患
者は，「えっ，そばにいたの？気づかなかった」と応えたという．ただただ激
痛に堪え，がまんするしかない状態のなかで，他者を失うのである．

「今，ここ，独り」の私は，誰かにいてほしい，間（あわい）がほしい

　激痛のなかで，人は時間，他者を失い孤独となり「今，ここ，独り」を生き
る．痛みは人と分け合うことも，わかってもらうこともできない．

　それでも，痛みのとき，人は誰かに「ここにいてほしい，そばにいてほしい，
独りにしないでほしい」と心底願う．心の痛みであろうと身体の痛みであろう
と，苦しみのなかに泣き崩れる人を前にしたとき，気づけば，その人の背中を
さすっている．なにもできずとも，せめてそばにいようとする人は，なぜ，背
中をさすっているのであろうか．「私はここにいる」「ここに間（あわい）があ
る」とこの手が告げているのである．

　先の白血病患者の体験で他者を失うと述べたが，たしかに意識においては他
者を失っていたが，無意識の領域では「誰か私といっしょにここにいて」と，
誰かを求めていたであろう．無意識の領野の自我は，独りぼっちで耐えるより
誰かとともにいたいと切望する．

2　寄りそうってなに？向き合うってなに？
──そのときあなたはどこを見ている？──

　援助者の語りに「寄りそう」「向き合う」という言葉がよく登場する．「寄り
そう」「向き合う」とは，どうすることなのだろうか．

寄りそう

　「寄りそう」とき，両者は横に並ぶ．
横に並ぶとは，同じ方向を見ていること
になる．同じ方向，同じ風景を見る．そ
の人になることはできないが，横に並べ
ば，同じ風景を見ることはできる．何を
めざしたいのか，どうありたいのかを共
に探すことはできる．横にならべば，手
が届く隣にいることを感じることができ
る．これは，身体的な横並びを言ってい
るのではなく，こころのありようとして

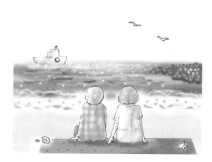

寄りそう
イラスト：村田智子

横に並ぶということである．苦しい人は，寄りそって欲しいとき，あなたに対
して「あなたとわたし」でいて欲しいのではなく，「わたしたち」でいて欲し
いのである．

向き合う

　「向き合う」と「寄りそう」は互いのスタンス（こころの立ち位置）が違ってく
る．「向き合う」は互いに向き合っているのであるから，見ている風景は違う．
苦しい人は，向き合ってくれている人の顔や実存そのものに助けを求めている
かもしれない．しかし援助者は相手の顔の向こうにあるさまざまな情報をみて
いる．たとえば医療者なら患者の血液検査のデータ，病歴，エックス線写真や
CT画像の白い影などの情報を患者の背景に見ているかもしれない．互いが見
ている風景は違っているだろう．しかし，「あなたとわたし」でいる距離感が
「人と事に向き合う」を成立させる．

寄りそうだけでは治らない

「寄りそう」はケア（こころを支える），「向き合う」はキュア（治療・改善）の手立てとしてある．ならば，医療や福祉の領域では「寄りそう」だけでは治らない，事態は改善されない．「寄りそう」と「向き合う」の両方がなければ，援助は成り立たないのである．しかも，「寄りそう」は「向き合う」に基づいたものでなければ危ういものになる．「向き合い」つつ，「寄りそう」暖かな間（あわい）が援助に求められる．

3　言葉は「言の葉」「事の端」
──話せないときがある「話して 離して 放す」ときまで待ってほしい──

言葉は，「言の葉」であり，それは古代（奈良時代）「事の端」と同じ意味であった．事柄の端っこにある「言の葉」は，事柄の端っこをほんの少し伝えられるだけであり，言葉では，すべては伝えられないのである．

「何も言ってくれないんです．話してくれたらいいのに」という言葉は空しく響く．深い悲しみ，苦しみを抱えた人は，深い海の底までその身を沈め，海底の土を蹴ってしか，あがってこれない．足がつかない水中であがってくるのは，かなりの力が要る．沈んでいくような苦しみを抱えた人は，「話せ，話せ」と言われて，話せるものではない．

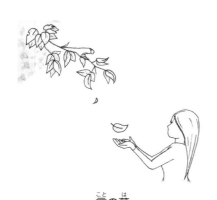

「言の葉」は，その言葉が機を熟し，木から離れるときがきたら，ようやくはらはらと舞い降りてくる．ときがこないうちは，人は「言の葉」を離さない，放さない．話さない．「話して，離して，放す」ときがくるまで待って欲しい．それまでは言葉を超えた「寄りそう」が欲しい．

言の葉

イラスト：村田智子

―*―*―*―*―*―

　これまで患者・援助者との関わりの道行きで，感じてきたことを書きためてきたメモの一部を記す．ケアの一助になれば幸いである．

―*―*―*―*―*―

　患者は，健気に治療に励み治癒に向けた時間を忍耐強く乗り越えていると見られているかもしれない．しかし，本当のつらさは，当たり前の日常生活，自分を支えてきた夢や希望を諦めていくことの度し難い無念さなのである．病院や施設では，邪魔になるであろうそのような無念さは等閑に付してもちこたえるしかない．しかし，その無念さを押し殺した患者・利用者の思いをせめて忘れないでいたい（「4　もういいねん」）．

　また，看取りのケアにおいては，援助者はそれを振り返り「何もできなかった」と自らを責める．「ケアする人，される人」というケアの2項対立を再考すれば，その苦しみから解放される．つまり患者によって援助者もケアされていたという間（あわい）の両義性に気づくとき，援助者は逝った人への感謝とともに解放されるのではないだろうか．

　死にゆく我々は問う．「どうせ死ぬのになんで生まれてきたのか」と．生まれてきた意味，生きる意味は，誰かとの間（あわい）にある．身寄りのない患者にも，援助者との間（あわい）はある．だから最後までその手を離さずに間（あわい）とともに走りぬいていただけるとありがたい（「5　伴走者へ」）．

　我々は，何かによって誰かによって「生かされている」のであろうが，「生かされている」だけでなく，誰かを「生かしている」ともいえる．同じように援助者が患者・利用者を生かしているだけでなく，患者・利用者も援助者を生かしているといえないだろうか．「生かす」「生かされる」のように，関係性つまり間（あわい）は常に両義的なのである（「6　生かされている」）．

4　もういいねん
──いっぱい諦めた　でもこれだけは諦めへん──

患者は１つ１つ諦めた
娘の結婚式　バージンロードを一緒に歩きたかった
……ごめんな　もう無理かもしれへん
仕事　好きやったあ　……仕事続けるの無理やな　諦めるしかない

諦めるのは大人ばかりでない　子どもの患者も　小さな胸でわずかなの望みを
押し殺していく

学校に行きたかった
……うんうん　わかってる　お母ちゃん　もう無理言わへん
サッカーしてみたかった
……この足では無理やな　もう　とうに諦めてる
修学旅行ってどんなんやろ　行ってみたかった
……想像するだけでいいねん　もう　行きたいって　言わへん　もう　いいねん

しかし　最後まであきらめなくていいものがある
誰かとのつながりだけは　あきらめなくていい
ゴールテープを切るその瞬間まで　誰かといたい　寄りそって欲しいと願う
せめてその願いは　かなえたい

5　伴走者へ
　　──ケアしてた人が ケアされていた──

人生のゴールは見えない

見えないゴールを目指して我々は走る

暗闇のなかを見えないゴールに向かって走る

暗闇を独りで走るのは怖すぎる

全盲のランナーが伴走者と小さなロープの輪を握り合って走るごとく

誰かがいっしょに走ってほしい

それでも　人生のゴールテープはひとりで切るしかない

生きとし生けるもの全て　死ぬときは　独り

名誉も財産も全てこの世に置いていく

死にゆく人は言う　援助してくれた人々に

「伴走してくれて　ありがとう」と

ゴールテープを切る瞬間

伴走者はロープを持つ手をそっと放す

握っていたロープは逝く人に持たせてあげる

援助者の手にはなにも残らない

しかし　ロープを握っていた手をそっと開いてみると

そこには　握っていたロープのたしかな感触と

残念だが　少しの痛みが残る

「もっと何かしてあげられなかったのか

本当にあれでよかったのだろうか」と

しかし　その痛みはやがて感謝にかわっていく

「なにもできなかったけれど

私が精いっぱい寄りそったあの時間

あのひとは　わたしに寄りそってくれていたのだ」

「わたしが寄りそっていたのではない

わたしのケアにつきあってくれていたのだ」

「旅立っていかれた人こそが　わたしをケアしてくれていたのだ
わたしに寄りそってくれていたのだ」と
気づくときがくる
そのとき　その痛みは感謝にかわっている

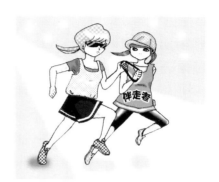

全盲のランナーと伴走者
イラスト：村田智子

6　生かされている
──その言葉，裏返してみると──

宗教家の口から「あなたは生かされている」という言葉をよくきく
おそらく神や仏によって「生かされている」と言っている
たしかに何かによって　誰かによって「生かされている」
しかし「生かされている」だけなのだろうか
この言葉は裏返せば
「わたしも誰かを生かしている」ともいえる
人は誰かとの間（あわい）を生きるのだから
わたし（あなた）も周囲の誰かを生かしている
「わたしが誰かを生かしている」という重みこそが
生きる意味を確信する支えとなりえる
「生かされているのだから自殺はいけない」という言葉より
「誰かを生かしているあなたの存在がなくてはらならない」という言葉の方が
生の喜びを，生きる意味を呼び起こす

7　感　謝
　　――解放の本質はここにある――

　苦しみからの解放が本章のテーマであった．事柄を動かす，あるいは事柄の意味を変更することを苦しみからの解放の手立てとして提案してきた．さらに，内省すると，苦しみのときに自らの内に起こっていることがある．自分を苦しめてきた事柄が，自分の成長に大きく影響してしていたことに気づくことがある．援助してくれた者への感謝はもちろん，自分を苦しめてきたこと自体への感謝も芽生え始める．きれいごとで「感謝しましょう」という言葉はよく聞くが，うわべで無理に感謝しようと思い込んでいるのは違う．「これでよかった」「ありがとう」と心底思えるときがきたら，そのときが本当の解放のときである．

あ と が き

　終末期医療，安楽死，尊厳死，人工妊娠中絶などの医療上の課題を提示し，現代人に突きつけられた倫理的問題を考える上での考える道具を示した．死から生を論じる本書では，死・生の場面に関わる援助者同士，また援助者・当事者関係のなかで援助がいかにあるべきかを考えてみた．すると倫理的問題を抱えた現代人にとって，人と人との関係性と倫理は不可分であることが確認できた．さらに，倫理的問題は，そこに纏わりついた人間の苦しみを視野に入れて論じる必要性があると確信した．

　本書の上梓にご協力いただいた晃洋書房編集部井上芳郎氏，山中飛鳥氏，イラストをご提供くださった村田智子氏，施設写真掲載のご理解をいただきました長島愛生園関係者に心より感謝申し上げます．

　2021年2月7日

佐 藤 泰 子

参 考 文 献

引用文献については，本文中に出てくる順番に並べた．

序　説
Martin Heidegger（1927）*Sein und zeit.* Germany, Max Niemeyer（熊野純彦訳（2013）『存在と時間(1)』岩波書店）．

＊　＊　＊　＊　＊

第Ⅰ部
第1章
島薗進（2008）「死生学とは何か」島薗進・竹内整一編『死生学1　死生学とは何か』東京大学出版会．

加藤咄堂（2006〔1904〕）『死生観──史的諸相と武士道の立場』書肆心水．

島薗進（2003）「死生学試論（二）──加藤咄堂と死生観の論述」『死生学研究』2，pp. 8-34.

藤村安芸子（2008）「日本古代の他界観」熊野純彦・下田正弘編（2011）『死生学2　死と他界から照らす生』東京大学出版会．

Shirley du Boulay, Marianne Rankin（1984）*Cisely Saunders : The Founder of the Modern Hospice Movement,* David Higham Associates.（若林一美他訳（2016）『シシリー・ソンダース──近代ホスピス運動の創始者』増補新装版，日本看護協会出版会）．

Elisabeth Kubler-Ross（1969）*On Death and Dying,* Macmillan Company（川口正吉訳（1971）『死ぬ瞬間──死にゆく人々との対話』読売新聞社）．

Elisabeth Kubler-Ross（1975）*Death : The Final Stage of Growth,* Prentice-Hall Inc.（川口正吉訳（1977）『続　死ぬ瞬間──最期に人が求めるもの』読売新聞社）．

平山正実（1996）『死生学とはなにか』日本評論社．

出隆・岩崎允胤訳（1959）『エピクロス 教説と手紙』岩波書店（岩波文庫）．

山本俊一（1996）『死生学──他者の死と自己の死』医学書院．

中村啓信（2009）『新版 古事記』角川学芸出版（角川ソフィア文庫）．

佐藤米司（1987）『葬送儀礼の民俗』岩崎美術社．

柳田國男（1990）『葬送の沿革について　柳田国男全集12』筑摩書房．

芳賀登（1991）『葬儀の歴史』雄山閣出版．

波平恵美子（1985）『民族宗教シリーズ ケガレ』東京堂出版．

山本聡美・西山美香編（2009）『九相図資料集成――死体の美術と文学』岩田書院.

小松茂美（1982）『続日本絵巻大成14 春日権現験記絵土』中央公論社.

中村禎里（2001）『狐の日本史　古代・中世篇』日本エディタースクール出版部.

酒井シヅ（1984）『日本の医療史』東京書籍.

酒井シヅ（2002）『病が語る日本史』講談社.

山田慎也（2007）『現代日本の死と葬儀葬祭業の展開と死生観の変容』東京大学出版会.

Immanuel Kant（1785）*Grundlegung zur Metaphysik der Sitten*（野田又夫訳（1972）「人倫の形而上学の基礎づけ」野田又夫責任編集『世界の名著32 カント』中央公論社）.

René Descartes（1637）*Discours de la methode*（谷川多佳子訳（1997）『方法序説』岩波書店）.

佐藤泰子（2020）「スピリチュアルペインと現象学的アプローチ」松本卓也・武本一美編著『メンタルヘルスの理解のために――こころの健康への多面的アプローチ』ミネルヴァ書房.

World Health Organization（1990）*World Health Organization WHO technical report series No. 804：Cancer pain relief and palliative care,* Geneva（武田文和訳（1993）『がんの痛みからの解放とパリアティブ・ケア‐がん患者の生命へのよき支援のために』金原出版）.

World Health Organization（1995）"World Health Organization Quality of Life assessment（WHOQOL）: position paper from the World Health Organization," *Social Science & Medicine 41,* pp. 1403-1409.

恒藤暁他編（2014）「ホスピス緩和ケアの歴史を考える年表」『ホスピス・緩和ケア白書特集――がんプロフェッショナル養成基盤推進プランと学会・学術団体の緩和ケアへの取り組み』青海社.

窪寺俊之（2000）『スピリチュアルケア入門』三輪書店.

山崎章郎（2005）「人間存在の構造からみたスピリチュアルペイン」『緩和ケア』15（5），pp. 376-379.

佐藤泰子（2011）『苦しみと緩和の臨床人間学――聴くこと，語ることの本当の意味』晃洋書房.

比留間亮平（2006）「ルネサンスにおけるスピリトゥス概念と生命論」『死生学研究』7，pp. 139-164.

佐藤泰子（2009）「終末期患者が見ている世界の現われ方から考察した実存的苦しみ――「遠のき」と「隔たり」による孤独からの解放」『緩和ケア』19，pp. 88-93.

森田達也他（2000）「終末期がん患者の希死念慮と身体的苦痛・実存的苦痛」『ターミナルケア』10，pp. 177-178.

村田久行（1998）『ケアの思想と対人援助――終末期医療と福祉の現場から』川島書店.

村田久行（2005）「終末期患者のスピリチュアルペインとそのケア——現象学的アプローチによる解明」『緩和ケア』15(5)，pp. 385-390.

Murata Hisayuki, Morita Tatsuya（2006）*Conceptualization of psycho-existential suffering by the Japanese Task Force : The first step of a nationwide project*, palliative and Supportive Care, Cambridge University Press, USA, pp. 279-285.

榊原哲也（2011）「現象学的看護研究とその方法——新たな研究の可能性に向けて」『看護研究』44(1)，pp. 5-16.

佐藤泰子（2007）「終末期患者のスピリチュアリティとは何か——スピリチュアルペイン変容の現象学的分析」『臨床死生学』12(1)，pp.20-28.

大谷恭平・内富康介（2010）「がん患者の心理と心のケア」『日本耳鼻咽喉学会会報』113(2)，pp. 45-52.

第2章

森鴎外（1992）『高瀬舟』集英社（集英社文庫）.

三輪和雄（1998）『安楽死裁判』潮出版社.

横塚晃一（1975）『母よ！殺すな　すずさわ叢書(1)』すずさわ書店.

香川知晶（2006）『死ぬ権利——カレン・クインラン事件と生命倫理の転回』勁草書房.

沖種郎他（1991）『安楽死論集第11集　誰もが知っておきたいリビング・ウィル』日本尊厳死協会編人間の科学社.

木澤義之他（2015）「アドバンス・ケア・プランニングと臨床倫理に関する研修会の実施とその評価」『Palliative Care Research2015』10(3)，pp. 310-314.

角田ますみ（2019）『患者・家族に寄り添うアドバンス・ケア・プランニング——医療・介護・福祉・地域みんなで支える意思決定のための実践ガイド』メヂカルフレンド社.

木澤義之（2017）「第1回人生の最終段階における医療の普及・啓発の在り方に関する検討会資料」厚生労働省ホームページ（https://www.mhlw.go.jp/file/05-Shingikai-10801000-Iseikyoku-Soumuka/0000173561.pdf，2021年1月6日最終閲覧）.

五十子敬子（2002）「安楽死と疼痛緩和医療　オランダ「要請による生命の終結および自殺幇助（審査手続き）法」施行を機に考える」『尚美学園大学総合政策研究紀要』(3-4)，pp. 9-28.

有馬斉（2019）『死ぬ権利はあるか——安楽死，尊厳死，自殺幇助の是非といのちの価値』春風社.

水野俊誠・前田正一（2007）「終末期医療」赤林朗編『入門・医療倫理Ⅰ』勁草書房.

盛永審一郎監修（2016）『安楽死法——ベネルクス3国の比較と資料』東信堂.

甲斐克則編訳（2015）『海外の安楽死・自殺幇助と法』慶應義塾大学出版会.

第 3 章

René Descartes（1637）*Discours de la méthode*（谷川多佳子訳（1997）『方法序説』岩波書店）.

梅原猛編（1992）『脳死は，死でない』思文閣出版.

徳永哲也（2013）『ベーシック生命・環境倫理──「生命圏の倫理学」序説』世界思想社.

小松美彦（2004）『脳死・臓器移植の本当の話』PHP 研究所.

厚生労働省健康局（2010）「平成22年厚生労働省令第 3 号　臓器の移植に関する法律の一部を改正する法律及び臓器の移植に関する法律施行規則の一部を改正する省令の施行について」（https://www. mhlw.go.jp/stf/houdou/2r98520000007c8d.html，2021年1月 5 日最終閲覧）.

一家綱邦・池谷博（2010）「脳死・臓器移植法の改正を巡る医事法・法医学的考察」『京府医大誌』119(8)，p. 511-521.

日本臓器移植ネットワークホームページ（https://www.jotnw.or.jp，2020年10月 3 日最終閲覧）.

立花隆（1986）『脳死』中央公論社.

法蔵館編（1990）『季刊仏教別冊 4　特集：脳死・尊厳死』法蔵館.

中村暁美（2009）『長期脳死──娘，有里と生きた一年九カ月』岩波書店.

森岡正博（1996）『生命観を問いなおす』筑摩書房.

第 4 章

厚生労働省（2018）「平成29年度衛生政報告例概況」（https://www.mhlw.go.jp/toukei/saikin/hw/eisei_houkoku/17/dl/gaikyo.pdf，2020年11月17日最終閲覧）.

松原洋子（2000）「日本 戦後の優生保護法という名の断種法」米本昌平他『優生学と人間社会』講談社（講談社現代新書）.

岡田靖雄（2002）『日本精神科医療史』医学書院.

徳永哲也（2013）『ベーシック生命・環境倫理──「生命圏の倫理学」序説』世界思想社.

齊藤有紀子（2002）『母体保護法とわたしたち』明石書店.

蔵田伸雄（1998）「選択的人工妊娠中絶の倫理的許容条件」『生命倫理』8(1)，pp. 35-40.

武田佳彦・佐藤章（1989）「周産期管理登録委員会報告　超未熟児の保育調査の中間報告」『日本産婦人科学会誌』41(11)，pp. 1867-1873.

櫻井浩子（2009）「妊娠22週児の出生をめぐる倫理的問題」櫻井浩子・堀田義太郎編『生存学研究センター報告10　出生をめぐる倫理──「生存」への選択』，pp. 171-189.

麦倉泰（2005）「中絶の倫理問題についての考察」『立教大学コミュニティ福祉学部紀要』(7)，pp. 137-149.

池端祐一郎（2009）「カトリックの教説から見る中絶問題」櫻井浩子・堀田義太郎編『生存学研究センター報告10　出生をめぐる倫理──「生存」への選択』，pp. 10-33.

ジュディス・J. トムソン（Judith Jarvis Thomson）（1971）「人工妊娠中絶の擁護（抄訳）」加藤尚武・飯田亘之編『バイオエシックスの基礎——欧米の「生命倫理」論』東海大学出版会.

Michael Tooley（1972）"Abortion and Infanticide," *Philosophy & Public Appuirs Published by : Wiley,* vol. 2 No. 1, pp. 37-65.

江口聡（2007）「国内の生命倫理学における「パーソン論」の受容」『京都女子大学現代社会研究』10，pp. 119-135.

江口聡編（2011）『妊娠中絶の生命倫理——哲学者たちは何を議論したか』勁草書房.

蔵田伸雄（2004）「パーソン論——概念の説明」加藤尚武・加茂直樹編『生命倫理学を学ぶ人のために』世界思想社.

H. T. エンゲルハート（H. Tristram Engelhardt Jr.）他（1988）「医学における人格の概念」加藤尚武・飯田亘之編『バイオエシックスの基礎——欧米の「生命倫理」論』東海大学出版会.

森岡正博（1988）『生命学への正体——バイオエシックスを超えて』勁草書房.

佐々木愛子（2015）「わが国における出生前検査の現状」『日本医事新報』N0.4768，pp. 25-30.

斎藤仲道（2013）「出生前診断の現状と今後の展望」『福岡医学雑誌』104(10)，pp. 326-333.

横瀬利枝子（2008）「出生前診断をいかに受けとめているか」『生命倫理』18(1)，pp. 106-117.

菅野摂子（2018）「出生前検査の選択性と問題性」『現象と秩序』9，pp. 23-93.

西山深雪（2015）『出生前診断』筑摩書房.

松原洋子（2014）「日本における新型出生前検査（NIPT）のガバナンス——臨床研究開始まで」小門穂・吉田一史美・松原洋子編『生存学研究センター報告22　生殖をめぐる技術と倫理——日本・ヨーロッパの視座から』pp. 69-85.

星加良司（2003）「障害の社会モデル——ディススアビリテイの解消という戦略の規範性について」『ソシオロゴス』27，pp. 54-70.

市野川容孝他（2003）『優生保護法が犯した罪』優生手術に対する謝罪を求める会編，現代書館.

第5章

米本昌平（2000）「イギリスからアメリカへ優生学の起源」米本昌平他『優生学と人間社会』講談社（講談社現代新書）.

梅原秀元他（2013）「「治療と絶滅」から「過去との対話と改革」へ　20世紀ドイツ精神医療史」『日本医史学雑誌』59(4)，pp. 547-563.

南利明（1998）『ナチス・ドイツの社会と国家——民族共同体の形成と展開』勁草書房.

市野川容孝（2000）「ドイツ優生学はナチズムか？」米本昌平他『優生学と人間社会』講談社（講談社現代新書）.

アレキサンダー・ミッチャーリッヒ・フレート・ミールケ（Mielke Fred, Mitscherlich Alexander）編・解説（2001）『人間性なき医学——ナチスと人体実験』星雲社.

ジョージ・M. フレドリクソン（George M. Fredrikson）（2018）『人種主義の歴史』みすず書房.

栗原優（1975）「ナチス経済社会体制の成立」『神戸大学文学部紀要』5，pp. 113-188.

Karl Binding Lorenz, Alfred Hoche（1920）*Die Freigabe der Vernichtung lebensunwerten Lebens*（生きるに値しない命を終わらせる行為の解禁）（森下直貴・佐野誠訳『「生きるに値しない命」とは誰のことか——ナチス安楽死思想の原典を読む』窓社）.

ベンノ・M. ヒル（Benno Muller Hill）（1993）『ホロコーストの科学——ナチの精神科医たち』岩波書店.

土屋貴志（2000）「ニュルンベルク・コードの誕生(1)」『大阪市立大学文学部紀要』52(1)，pp. 25-42.

クレール・アンブロセリ（Claire Ambroselli）（1993）『医の倫理』白水社（文庫クセジュ）.

川田殖（1988）「ヒポクラテスの『誓い』を読む(1)」『山梨医大紀要』5，pp. 41-47.

＊　＊　＊　＊　＊

第Ⅱ部

Husserl Edmund（1950）*Ideen : Zu Einer Reinen Phanomenologie und Phanomenologischen Phlosophe*（渡辺二郎訳（1993）『純粋現象学と現象学的哲学のための諸構想（イデーンⅠ-Ⅰ）』みすず書房）.

第6章

加藤尚武（1997）『現代倫理学入門』講談社（講談社学術文庫）.

児玉聡（2007）「倫理学の基礎」赤林朗編『入門・医療倫理Ⅰ』勁草書房.

Peter Singer（1979）*Practical Ethics*（山ノ内友三郎・塚崎智監訳（1991）『実践の倫理』昭和堂）.

徳永哲也（2015）『プラクティカル生命・環境倫理——「生命圏の倫理学」の展開』世界思想社.

ジェームズ・ミル（James Mill）（1979）『功利主義論　世界の名著49』中央公論社.

奈良雅俊（2007）「倫理理論」赤林朗編『入門・医療倫理Ⅰ』勁草書房.

永石尚也（2014）「現代倫理学における規則功利主義について　研究会報告」若手法哲学研究会.

森村進（2018）『幸福とは何か——思考実験で学ぶ倫理学入門』筑摩書房.

厚生労働省（2001）「診療の優先順位に応じた傷病者のトリアージについて　災害医療体制のあり方に関する検討会」（https://www.mhlw.go.jp/shingi/0106/s0629-3.html#03, 2020年11月17日最終閲覧）.

尾立貴志（2013）「軍事と医療のジレンマ——トリアージの歴史について」『軍事史学』49（3），pp. 60-80.

前田晃史（2014）「院内トリアージ導入後の現状と課題——トリアージの質向上にむけた検証」『ヒューマンケア研究学会誌』6(1)，pp. 25-32.

日本救急医学会・日本救急看護学会・日本小児救急医学会・日本臨床救急医学会監修（2012）『緊急度判定支援システム Japan Tliageand Acuily Scale（JTAS)』へるす出版.

赤林朗編（2012）『入門・医療倫理Ⅱ』勁草書房.

厚生労働省（2007）「第4回新型インフルエンザ専門家会議　新型インフルエンザワクチン接種に関するガイドライン（案）」（https://www.mhlw.go.jp/shingi/2007/01/dl/s0119-10k.pdf，2020年11月17日最終閲覧）.

Immanuel Kant（1797）*Über ein vermeintes Recht aus Menschenliebe zu lügen*（谷田信一訳（2002）『人間愛から嘘をつく権利と称されるものについて　カント全集13』岩波書店）.

Immanuel Kant（1788）*Kritik der praktischen Vernunft*（波多野精一・宮本和吉・篠田英雄訳（1979）『実践理性批判』岩波書店）.

Immanuel Kant（1785）*Grundlegung zur Metaphysik der Sitten*（野田又夫訳（1972）人倫の形而上学の基礎づけ）」野田又夫責任編集『世界の名著32　カント』）.

菅豊彦（2016）『アリストテレス『ニコマコス倫理学』を読む——幸福とは何か』勁草書房.

G. E. M. アンスコム（G. E. M. Anscombe）（1984）『インテンション——実践知の考察』産業図書.

ロザリンド・ハーストハウス（Rosalind Hursthouse）（2014）『徳倫理学について』知泉書館.

相沢康隆（2017）「道徳と動機——マイケル・スロートの行為者基底的徳倫理学」『人文論叢』(34)，pp. 1-10.

厚生労働省医政局（2019）「医政発1225 第4号12月25日　応招義務をはじめとした診察治療の求めに対する適切な対応の在り方等について」（https://www.mhlw.go.jp/content/10800000/000581246.pdf（mhlw.go.jp），2020年9月10日閲覧）.

第7章

トム・L. ビーチャム・ジェイムズ・F. チルドレス（Tom L. Beauchamp, James F. Childress）（1997）『生命医学倫理』成文堂.

水野俊誠（2007）「医療倫理の四原則──インフォームド・コンセント2」赤林朗編『入門・医療倫理Ⅰ』勁草書房.

厚生労働省（2001）身体拘束ゼロへの手引き　身体拘束ゼロ作戦推進会議.

日本医師会（2016）『医師の職業倫理指針［第3版］』公益社団法人日本医師会.

Jonsen A. R., Siegler M., Winslade William J. (1992) *Clinical Ethics-Apractical Approach to Ethical Decisions in Clinical Medicine* (3rd ed.), McGraw-Hill. New York.（赤林朗・大井玄監訳（1997）『臨床倫理学──臨床医学における倫理的決定のための実践的なアプローチ』新興医学出版社）.

白浜雅司（2004）「臨床倫理実践のためのコミュニケーション」『日本保健医療行動科学会年報』19，pp. 64-77.

川田殖（1988）「ヒポクラテス『誓い』を読む(1)」『山梨医大紀要』5，pp. 41-47.

神馬幸一（2014）「法的守秘義務に関する倫理的多義性」『生命倫理』24(1)，pp. 107-115.

稲葉一人・奈良雅俊（2007）「守秘義務と個人情報」赤林朗編『入門・医療倫理Ⅰ』勁草書房.

前田正一（2016）『インフォームドコンセント──救急・集中治療における臨床倫理』克誠堂出版.

江口聡（2004）「インフォームドコンセント──概念の説明」加藤尚武・加茂直樹編『生命倫理学を学ぶ人のために』世界思想社.

トマス・グリッソ・ポール・S. アッペルボーム（Thomas Grisso, Paul S. Appelbaum）（2000）『治療に同意する能力を測定する──医療・看護・介護・福祉のためのガイドライン』日本評論社.

赤林朗他（1997）「アドバンスディレクティブの日本社会における適用可能性」『生命倫理』7(1)，p. 32.

丸山英二（1995）「意思決定能力を欠く患者に対する医療とアメリカ法」『法律時報』67(10)，pp. 10-16.

日本輸血・治療細胞学会（2008）「宗教的輸血拒否に関するガイドライン」（http://yuketsu.jstmct.or.jp/wpcontent/themes/jstmct/images/medical/file/guidelines/Ref13-1.pdf，2020年9月10日最終閲覧）.

日本輸血・治療細胞学会（2008）「未成年者における輸血同意と拒否のフローチャート」（http://yuketsu.jstmct.or.jp/wpcontent/themes/jstmct/images/medical/file/guidelines/Ref13-2.pdf，2020年9月10日最終閲覧）.

＊　＊　＊　＊　＊

第Ⅲ部
第 8 章

佐藤泰子（2020）「日本の精神医療の歴史」松本卓也・武本一美編著『メンタルヘルスの理解のために――こころの健康への多面的アプローチ』ミネルヴァ書房.

Émile Durkheim（1938）*Rules of the sociological method. University of Chicago.*（佐々木交賢訳（1979）『社会学的方法の基準』学文社）.

岡田靖雄（2002）『日本精神科医療史』医学書院.

中村治（2013）『洛北岩倉と精神医療――精神病者患者家族的看護の伝統の形成と消失』世界思想社.

京都府立醫科大學創立八十周年記念事業委員會（1955）『京都府立醫科大學八十年史』京都府立医科大学，pp. 145-151.

岡田靖雄（1981）『私説　松沢病院史』岩崎学術出版社.

呉秀三（1977）『我邦ニ於ケル精神病ニ関スル最近ノ施設（複製版）』精神医学神経学古典刊行会.

金子準二他編（1982）『国際障害者年記念改訂・増補　日本精神医学年表』牧野出版.

加藤正明監修（1990）『精神保健の法制度と運用』中央法規出版.

吉岡眞二（1964）「精神病者監護法から精神衛生法まで」精神医療史研究会編『精神衛生法をめぐる諸問題　松沢病院医局病院問題研究会』pp. 8-34.

呉秀三・樫田五郎（1973）『精神病者私宅監置ノ實況及ビ其統計的観察（復刻版）』精神医学神経学古典刊行会.

風祭元（2000）「精神病院法制定と呉秀三　精神病者監護法から精神病院法へのあゆみ」『精神衛生法施行五十周年（精神病者監護法施行百周年）記念　精神保健福祉行政のあゆみ』精神保健福祉行政のあゆみ編集委員会編，中央法規出版

精神保健福祉研究会監修（2011）『我が国の精神保健福祉――精神保健福祉ハンドブック』太陽美術.

吉川武彦（2000）「精神病者監護法から精神病院法へのあゆみ」『精神衛生法施行五十周年（精神病者監護法施行百周年）記念　精神保健福祉行政のあゆみ』精神保健福祉行政のあゆみ編集委員会編，中央法規出版.

佐藤幹正（1955）「奄美地方復帰当時における精神病患者の処遇情況について」『九州神経精神医学』4（3-4），pp. 16-25.

呉秀三・樫田五郎（1918）「精神病者私宅監置ノ実況及ビ其統計的観察」『東京医学会雑誌』32（10-13　4 回連載），（10）pp. 521-556，（11）pp. 609-645，（12）pp. 693-720，（13）pp. 762-806.

岡田靖雄他編（2010）『精神障がい者問題資料集成　戦前編　第 3 巻』六花出版.

岡田靖雄（1982）『呉秀三――その生涯と業績』思文閣出版.

橋本明編（2010）『治療の場所と精神医療史』日本評論社.

橋本明（2011）『精神病者と私宅監置——近代日本精神医療史の基礎的研究』六花出版.

中村古峡（1916）『仙南仙北温泉游記』古峡社.

八木剛平・田辺英（2002）『日本精神病治療史』金原出版.

鈴木晃仁・北中淳子編（2016）『精神医学の歴史と人類学』東京大学出版会.

海野幸徳（1910）『日本人種改造論』富山房.

鈴木善治編（2010）『日本の優生学資料選集——その思想と運動の軌跡　第5巻ナショナ
　　リズムと人種改良論』クレス出版.

市野川容孝（2000）「ドイツ——優生学はナチズムか？」米本昌平他『優生学と人間社会』
　　講談社（講談社現代新書）.

末永恵子（2009）「生理学者横山正松と戦争（上）」『日本生理学雑誌』71(6)，pp. 223-
　　231.

松原洋子（2000）「日本　戦後の優生保護法という名の断種法」米本昌平他『優生学と人間
　　社会』講談社（講談社現代新書）.

西村健他（1999）「日本における精神科診療所の歴史」松下正明，昼田源四郎編『臨床精
　　神医学講座　S1　精神医療の歴史』中山書店.

田原範子・小野尚香（1995）「精神医療」黒田浩一郎編『現代医療の社会学——日本の現
　　状と課題』世界思想社.

松沢病院医局病院問題研究会（1983）『松沢病院における開放制の経験　これからの精神
　　病院シリーズ1—11合本精神科医療史研究会シリーズ8』松沢病院.

土門誠（1990）「精神医療の進歩と精神衛生法の一部改正」加藤正明監修『精神保健の法
　　制度と運用』中央法規出版.

日本精神衛生会（2002）『図説日本の精神保健運動の歩み　精神病者慈善救治会設立100周
　　年記念』日本精神衛生会.

蜂矢英彦（1981）「精神障害論試論——精神科リハビリテーションの現場からの一提言」
　　『臨床精神医学』10, pp. 1653-1661.

桑原治雄（1999）「日本における精神科診療所の歴史」松下正明・昼田源四郎編『臨床精
　　神医学講座　S1　精神医療の歴史』中山書店.

長野英子（1994）「宇都宮病院事件その後」精神障害者の主張編集委員会『精神障害者の
　　主——世界会議の場から』解放出版社.

長野英子（1997）『精神医療』現代書館.

瀬戸山淳他（2013）「精神保健福祉士からみた現代精神医療史——ライシャワー事件前後
　　の動向を中心に」『和歌山大学教育学部紀要　教育科学』63，pp. 67-72.

藤野ヤヨイ（2005）「我が国における精神障害者処遇の歴史的変遷——法制度を中心に」
　　『新潟青陵大学紀要』5，pp. 201-215.

小松源助（1990）「精神保健の法制度とその運用」加藤正明監修『精神保健の法制度と運
　　用』中央法規出版.

桑原治雄（1999）「日本における精神科診療所の歴史」松下正明・昼田源四郎編『臨床精
　　神医学講座　S1　精神医療の歴史』中山書店.

精神保健福祉研究会（2011）「我が国の精神保健福祉」『精神福祉ハンドブック』太陽美術,
　　pp. 20-22, 31-38.

柏木昭（2000）「精神保健福祉士法の成立——精神病者監護法から精神病院法へのあゆみ」
　　『精神衛生法施行五十周年（精神病者監護法施行百周年）記念　精神保健福祉行政の
　　あゆみ』精神保健福祉行政のあゆみ編集委員会編, 中央法規出版.

厚生労働省（2004）「精神保健福祉対策本部　精神保健医療福祉の改革ビジョン（概要）」
　　（https://www.mhlw.go.jp/topics/2004/09/dl/tp0902-1a.pdf, 2020年11月17日最終
　　閲覧）.

Illich Ivan（1975）*Medical Nemesis : The Expropriation of Health*, Marion Boyars →
　　（1976）*Limits to Medicine : Medical Nemesis*, The Expropriation Of Health, with
　　Calder & Boyars Ltd. London（金子嗣郎訳（1998）『脱病院化社会——医療の限界』
　　晶文社）.

宗像恒次（1984）『精神医療の社会学』弘文堂.

土屋榮吉（1930）「京都府下岩倉村に於ける精神病者療養の概況」『京都医事衛生誌』
　　（439）京都医事衛生社, pp. 6-9.

第9章

森修一・石井則久（2006）「ハンセン病と医学Ⅰ——隔離政策の提唱とその背景」『日本ハ
　　ンセン病学会雑誌』75, pp. 3-2.

田中真美（2016）「ハンセン病の薬の変遷の歴史——1960年代の長島愛生園の難治らいの
　　問題を中心として」『Core Ethics』12, pp. 183-196.

J. Lowe（1942）"Comments on the history of Leprosy," *lndian／lfedical Caz*77, pp.
　　680-685.

山川基他（2009）「日本のハンセン病強制隔離政策と光田健輔」『就実論叢』39, p. 145-
　　168.

平尾真智子（2011）「光明皇后の施薬院・悲田院と施浴伝説——看護史の視点からの考察」
　　『日本医史学雑誌』57(3), pp. 371-372.

高木庸一（2001）「日本仏教におけるホスピスの源流」『駒沢女子大学研究紀』8, pp.
　　111-140.

光田健輔（1950）『回春病室—救ライ五十年の記録』朝日新聞社.

光田健輔（1929）『癩予防撲滅の話』長島愛生園文書資料.

内務省衛生局（1921）『癩予防に関する件』長島愛生園文書資料

無らい県運動研究会編（2014）『ハンセン病絶対隔離政策と日本社会——無らい県運動の
　　研究』六花出版.

光田健輔（1943）『愛知県の無癩運動に就て』長島愛生園文書資料.

松原洋子（2000）「日本 戦後の優生保護法という名の断種法」米本昌平他『優生学と人間社会』講談社（講談社現代新書）.

森修一・石井則久（2007）「ハンセン病と医学Ⅱ ——絶対隔離政策の進展と確立」『日本ハンセン病学会雑誌』76(1)，pp. 29-65.

光田健輔（1951）*Vasectomy in National Leprosaria of Japan*，長島愛生園文書資料

小笠原登（1938）「癩患者の断種問題」『京都大学医学部芝蘭会雑誌』(12)，pp. 1-8.

全国ハンセン病療養所入所者協議会（2001）『復権への日月』光陽出版社，pp. 23-25.

全国ハンセン氏病患者協議会（2002）『全患協運動史——ハンセン氏病患者のたたかいの記録』一光社.

藤野豊（2006）『ハンセン病と戦後民主主義——なぜ，隔離は強化されたのか』岩波書店.

後藤悦子（1996）『法的差別の撤廃に向けて——藤野豊編歴史のなかの「癩者」』ゆみる出版.

森元恭剛（2005）『ハンセン病差別被害の法的研究』法律文化社.

青井未帆（2006）「ハンセン病国家賠償訴訟熊本地裁判決」『信州大学経済学論集』54，pp. 153-165.

菊池恵楓園入所者自治会（2004）『黒川温泉ホテル宿泊拒否事件に関する差別文書綴り』.

＊　＊　＊　＊　＊

第Ⅳ部

山根寛他（2000）『ひとと集団——集まり，集めることの利用』三輪書店.

第10章

佐藤泰子（2011）『苦しみと緩和の臨床人間学——聴くこと，語ることの本当の意味』晃洋書房.

福田眞人（2008）「明治翻訳語のおもしろさ」『言語文化研究叢書』(7)，pp. 133-145.

Maurice Merleau-Ponty（1968）*Resumes de cours, College de France 1952-1960*, Paris: Editions Gallimard.（滝浦静雄・木田元共訳（1979）『言語と自然——コレージュ・ドゥ・フランス講義要録』みすず書房）.

向井正明（1987）『ラカン入門』筑摩書房.

松本卓也（2015）『人はみな妄想する——ジャックラカンと鑑別診断の思想』青土社.

Frederic Charles Bartlett（1932）*Remembering : a study in experimental and social psychology*, Cambridge University Press（宇津木保・辻正三訳（1983）『想起の心理学——実験的社会的心理学における一研究』誠信書房）．誠信書房.

山下格（1997）『新版 精神医学ハンドブック』日本評論社.

第11章

Merabian Albert (1968) "Communication without words," *Psychological Today* 2, pp. 53-55.

渡辺洋一郎 (2018)『実践！ストレスマネージメント——ストレスの解決・解消と職場のコミュニケーション：心の健康の10の原則付き』日本生産性本部生産性労働情報センター.

第12章

鯨岡峻 (2003)『両義性の発達心理学』ミネルヴァ書房.

René Descartes (1641) *Meditationes de prima philosophia* (三木清訳 (1949)『省察』岩波書店).

Sigmund Freud (1915)「抑圧」(新宮一成他訳 (2010)『フロイト全集14 症例「狼男」メタサイコノジー諸篇』岩波書店).

Anna Freud (1936) *The Ego and the Mechanism of Defense* (外林大作訳 (1958)『自我と防衛機制』誠信書房).

中井久夫 (2004)『中井久夫著作集——精神医学の経験6 個人とその家族』岩崎学術出版社.

武井麻子 (2012)『精神看護の基礎 精神看護学1 系統看護学講座』医学書院.

Donald woods Winnicott (1958) "The capacity to be Alone," *The Maturational Processes and the Facilitating Enviroment : Studies in the Theory of Emotional Development,* London: Hogarth Press, pp. 29-36 (牛島定信訳 (1977)「一人でいられる能力」『現代精神分析双書第II期・2 精緒発達の精神分析理論』岩崎学術出版社, pp. 21-31).

今西錦司 (1966)『人間社会の形成』日本放送出版協会.

中根千枝 (1978)『タテ社会の力学』講談社.

山根寛他 (2000)『ひとと集団——集まり，集めることの利用』三輪書店.

《著者紹介》

佐 藤 泰 子 (さとう　やすこ)

奈良県で生まれ香川県で育つ
京都大学大学院　人間・環境学研究科博士課程修了
京都大学博士（人間・環境学）
京都大学大学院　人間・環境学研究科研究員，京都大学他で非常勤講師

主要業績

『苦しみと緩和の臨床人間学──聴くこと，語ることの本当の意味』晃洋書房，
　　2011年.
『患者の力──がんに向き合う，生に向き合う』編著，晃洋書房，2012年.
『ヒューマンケアと看護学』共著，ナカニシヤ出版，2013年.
『メンタルヘルスの理解のために──こころの健康への多面的アプローチ』共著，
　　ミネルヴァ書房，2020年.
「話すこと動くことができない患者のスピリチュアルペイン──経験世界への現
　　象学的アプローチ」『ヒューマン・ケア研究』18(2)，2018年.
「脊髄性筋萎縮症（SMA）患者の前に出現した治療薬による患者の動揺とその克
　　服──アイデンティティの揺らぎに着目して」『臨床死生学』25(1)，2020年.

死生の臨床人間学
　　──「死」からはじまる「生」──

| 2021年5月20日　初版第1刷発行 | ＊定価はカバーに |
| 2023年4月15日　初版第2刷発行 | 　表示してあります |

著　者　　佐　藤　泰　子 ©

発行者　　萩　原　淳　平

印刷者　　江　戸　孝　典

発行所　株式会社　晃　洋　書　房

〒615-0026　京都市右京区西院北矢掛町7番地
電話　075 (312) 0788番(代)
振替口座　01040-6-32280

装丁　尾崎閑也　　　　　印刷・製本　共同印刷工業㈱

ISBN978-4-7710-3484-6